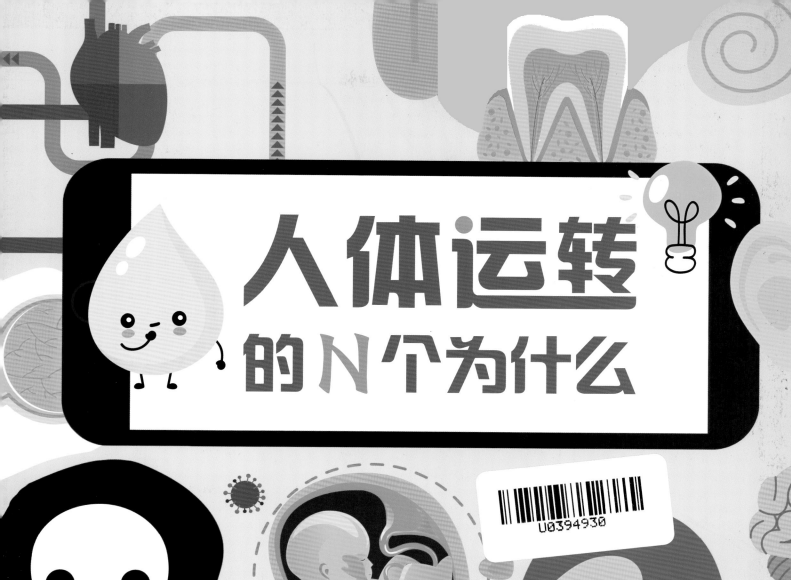

人体运转的N个为什么

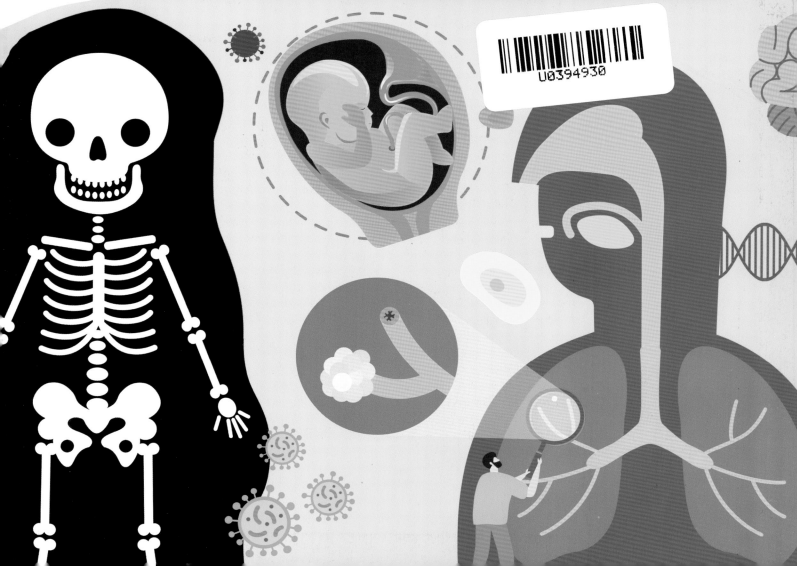

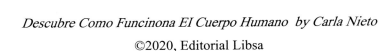

Descubre Como Funcinona El Cuerpo Humano by Carla Nieto

©2020, Editorial Libsa

The simplified Chinese translation rights arranged through Rightol Media

本书中文简体版权经由锐拓传媒旗下小锐取得（Email:copyright@rightol.com）

Chinese Simplified translation copyright © 2023 by Chongqing Publishing House Co., Ltd.

版贸核渝（2023）第083号

图书在版编目（CIP）数据

人体运转的 N 个为什么 ／（西）卡拉·涅托·马尔提
内斯著；豆麦麦译. — 重庆：重庆出版社，2023.8
ISBN 978-7-229-17913-7

Ⅰ．①人… Ⅱ．①卡… ②豆… Ⅲ．①人体 - 少儿读
物 Ⅳ．① R32-49

中国国家版本馆 CIP 数据核字（2023）第 160365 号

人体运转的 N 个为什么
RENTI YUNZHUAN DE N GE WEISHENME
[西] 卡拉·涅托·马尔提内斯 著　豆麦麦 译

责任编辑：周北川
责任校对：杨　婧
封面设计：王平辉

重庆出版集团
重庆出版社　出版

重庆市南岸区南滨路 162 号 1 幢　邮政编码：400061　http://www.cqph.com
天津融正印刷有限公司印刷
重庆出版集团图书发行有限公司发行
E-MAIL：fxchu@cqph.com　邮购电话：023-61520417
全国新华书店经销

开本：940mm×1194mm　1/16　印张：4　字数：30 千字
版次：2024 年 1 月第 1 版　印次：2024 年 1 月第 1 次印刷
ISBN 978-7-229-17913-7
定价：49.80 元

如有印装质量问题，请向本集团图书发行有限公司调换：023-61520417

目　录

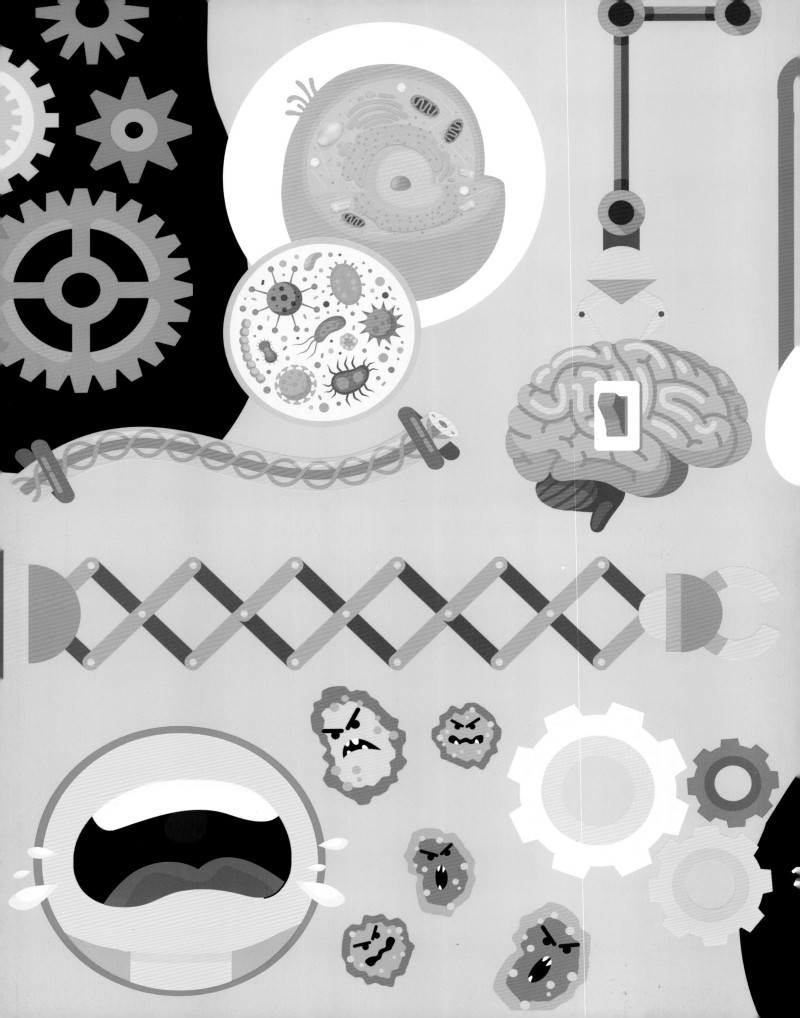

介　绍

若你：

- ☑ 拥有一个不安分的小脑瓜，经常思考；
- ☑ 是一个想知道一切的小小科学家；
- ☑ 是一位观察入微的学者（未来的诺贝尔奖得主）；
- ☑ 喜欢埋头书中，有无穷无尽的好奇心；

又或者你只是经常在镜子面前问自己下面问题：

> 为什么我的血看起来是蓝色的？

> 我的骨头里有什么？

> 我的牙齿由什么构成？

等等。那么这本书一定适合你！我们都明白，当一个孩子去问自己的外公"为什么你的头发是白的，而我的却不是白色的"或者"为什么人会打嗝"时，通常情况下，外公并不知道如何回答或者只能给出一个模糊的答案。所以，你聪明的小脑瓜一定需要一个直截了当的答案！需要图表和图画来帮助你了解人体运转的过程，需要确切的数据和一大堆新奇的事物来帮助你记忆。读完这本书，你不但能找到这些问题的答案，还能成为一部行走的百科全书，能够让你的小伙伴大吃一惊，比如说你可以说：

> 你知道我们人体有639块肌肉吗？你知道爬行动物也会打嗝吗？你知道我们人体内大约共有5升血液吗？你知道成年人的大脑只有1.5千克重吗？

那么，我还有一个问题想问你！你，还在等什么呢？翻开这本书，找到人体运转的所有奥秘吧！

你为什么不能在水下呼吸？

呼吸空气是人类生存所必需的。当你吸气的时候，你的肺充满了氧气（O_2），氧气会随着血液到达你身体的每个部分。当你呼气的时候，你呼出了体内的污浊空气（CO_2）。

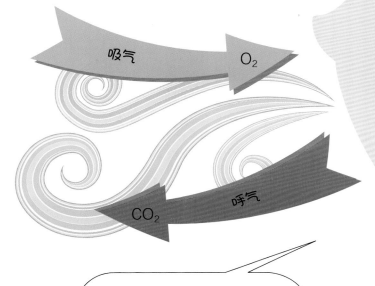

人类呼吸的时候，身体内发生了什么？

人的两肺，虽然看上去形状相似，但是并不完全一样。你的右肺比左肺大一点，因为左肺要给你的心脏留出空间。

人们在进行一些活动时，比如游泳，就需要呼吸得更快一些。

❶ 空气从鼻子进入人体，之后进入气管。

❷ 气管末端连着两根支气管，两根支气管分别连接着人的两个肺。

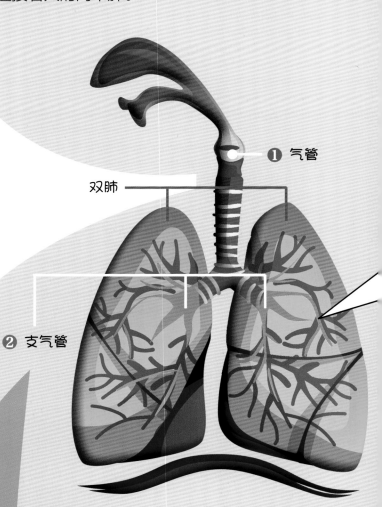

❶ 气管

双肺

❷ 支气管

这是因为你不是鱼！你的肺只能吸入空气中的氧气，而鱼类，可以通过它的鱼鳃吸入溶解于水的氧气。

❹ 肺泡

氧气

肺泡壁

毛细血管

二氧化碳排出

氧气进入

红细胞

❸ 每个支气管又分成非常细的分支（每个肺拥有约30000个细支气管）。

❸ 细支气管

毛细血管

肺泡

❹ 每个细支气管后都有几组小小的空气囊，这就是肺泡。肺泡才是真正进行呼吸作用的地方。通过毛细血管，从鼻子吸入的空气进入你身体里的每一个角落。

奇妙知识小贴士

在安静状态下，一个成年人每分钟吸入并呼出6升空气，每分钟呼吸12~15次。人体肺部的毛细血管，若首尾相接排列开来，一共可以长达1600千米。人体共有6亿个肺泡，足以填满一整个网球场。

我的眼睛怎么看到东西的？

每天从你起床以后，你的眼睛就开始上班啦，直到你睡觉，你的眼睛才能下班。你的眼睛能看到你身边大量的信息：不同的形状、颜色，物体的运动……眼睛将这些看到的信息传送到大脑，大脑会处理这些信息，从而使你了解周围发生了什么。

❶ 光线穿过我们的瞳孔和晶状体后，会呈现在我们的视网膜上，在视网膜上会发生一件不可思议的事情：图像就在我们眼睛后面的视网膜上上下颠倒地投射出来！是的！你没看错！由于我们的大脑通过视觉神经接收到信息之后，会自动将图像颠倒回来，这样我们才不会看到颠倒的世界。如果大脑不进行上述过程，那么我们的生活会非常不方便！

❷ 视觉神经传输视网膜所接收到的信息。

❸ 丘脑收到信息，并将信息传到视觉皮层，完成信息分析。

❹ 视觉皮层是大脑中用来处理视觉信息并将其转换成图像的部分。

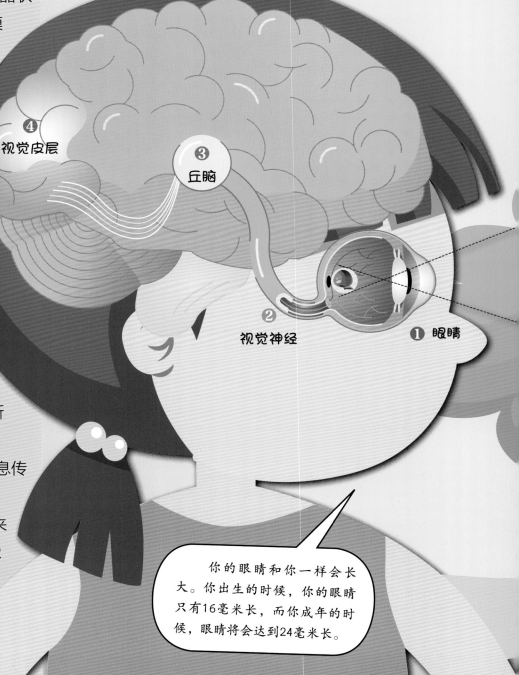

❹ 视觉皮层

❸ 丘脑

❷ 视觉神经

❶ 眼睛

你的眼睛和你一样会长大。你出生的时候，你的眼睛只有16毫米长，而你成年的时候，眼睛将会达到24毫米长。

你的眼睛内部是怎样的？

❶ 角膜是一个透明的弧形，能帮助眼睛聚焦。光线能够通过角膜。

❷ 虹膜是有颜色的。当我们说某人的眼睛是蓝色的，实际上是因为眼睛的虹膜是蓝色的。虹膜能够调节进入瞳孔的光线。

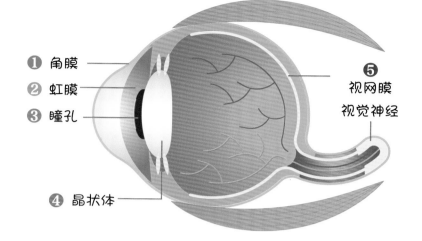

❶ 角膜
❷ 虹膜
❸ 瞳孔
❹ 晶状体
❺ 视网膜
视觉神经

❸ 瞳孔是虹膜中心的黑色圆孔，是光线进入眼睛的通道。强光靠近瞳孔时，瞳孔会自然闭拢；强光移开后，瞳孔才会打开。

❹ 当光进入晶状体，晶状体会将光聚在视网膜上。

❺ 光会聚在位于眼底的视网膜上，视网膜将它们转变为神经信号传给大脑。这样大脑就能接收到你所看到的信息。

人的眼睛周围遍布着保护眼睛的东西：眉毛防止汗落到眼睛里，眼皮和眼睫毛能阻挡外来的异物侵入眼睛。

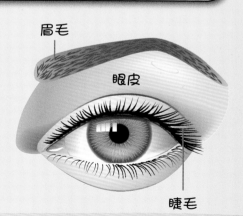

眉毛
眼皮
睫毛

奇妙知识小贴士

人的眼球的重量大概是7.5克。平均每分钟人会眨眼17次，每天平均眨眼14000次，每年平均眨眼约520万次。

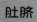

肚脐

毫无疑问，全世界的人类，不管你生活在哪儿，斯洛伐克也好，澳大利亚也好，津巴布韦也好，都有肚脐。你是否曾经想过，你的小肚子上的这个小洞是干什么的吗？为什么会有这个小洞？

回答这个问题，必须回到你还在妈妈的肚子里的时候了……

胎盘

脐带 ——

为什么我会有肚脐？

你的肚脐就是你出生时，脐带脱落的地方。脐带就好比是一条软软的、灵活的小管子。当你还在妈妈肚子里的时候，妈妈把营养物质（维生素和矿物质）通过这条小管子送到你的体内。

人类为什么需要脐带？

在妈妈肚子里的时候，婴儿无法呼吸也无法进食，因此脐带是非常重要的：它不仅运送母体的氧气和养分给胎儿，而且还将胎儿的废物运出去。

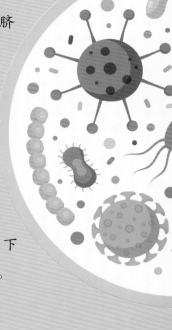

奇妙知识小贴士

你知道吗？你的肚脐充满了细菌！人的肚脐中平均存在67种不同的细菌。其他哺乳动物在母亲肚子里的时候，也同样通过脐带获取营养；但是和我们不同，很多哺乳动物出生以后身上并不会留下肚脐，而是会留下一个几乎看不到的小伤疤。

妈妈用含氧成分很低的血液帮胎儿运走废物。

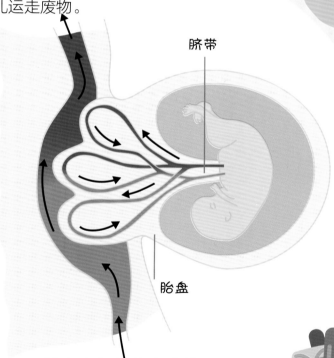

脐带

胎盘

妈妈用她富含氧气的血液给胎儿送去氧气和营养物质。

脐带，再见！
肚脐，你好！

离开母亲的肚子以后，孩子就哭着出生了。此时孩子就要学会自己呼吸、自己喝奶、自己排泄废物。

就这样，新生儿来到这个世界上，就不再需要脐带了。因此，出生时，医生会剪掉脐带，新生儿的肚子上会被留下一小块"脐带的残留"。这种残留在几周以后就会消失，留给新生儿它自己独有的肚脐。

我是如何看到色彩的？

你知道吗？色彩其实并不存在。是的，你可能会觉得很惊讶，但是现在你会学到自然界中其实并不存在色彩：色彩仅仅是真实世界中的不同光线在我们脑中的感觉而已。真是不可思议！

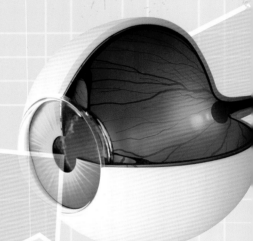

光

为什么我们能看到物体是有特定的颜色的？

❶ 你肯定知道，白光是由各种颜色的光组成的。

❷ 光照射到一件物品上时，由于物品的不同构成，它会吸收一些颜色、反射一些颜色，它所反射的颜色进入我们的眼中，我们就觉得这件物品是某种颜色的。

❸ 比如，一件物品反射绿光，我们就觉得它是绿色的。

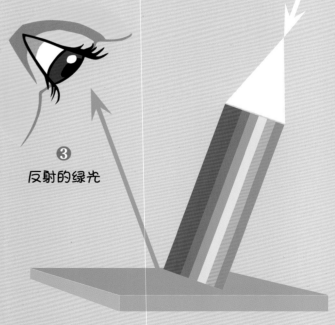

❶ 白光

❸ 反射的绿光

❷ 绿色的表面

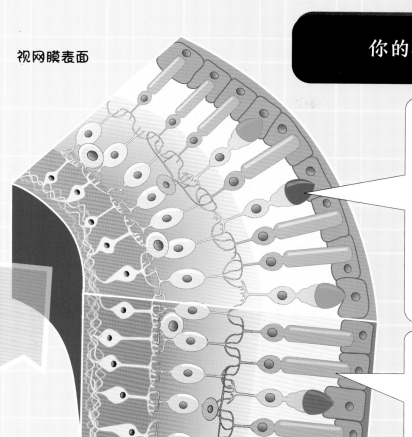

视网膜表面

光

视锥细胞

视锥细胞在白天和有光照的环境下工作，它帮助我们看到色彩。实际上，视锥细胞有三种类型：一种对红色特别敏感，一种对绿色特别敏感，一种对蓝色特别敏感。

视杆细胞

视杆细胞在黑暗的环境下工作，只能分辨黑色、白色和灰色。

大脑是我们人类用来感觉不同色彩的地方

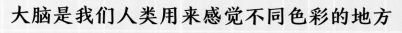

比方说，如果光反射在柠檬上，之后进入我们的视锥细胞，视锥细胞会通过视觉神经发给大脑一个信号，大脑接收到这个信号后，开始处理信息。进入我们眼睛的仅仅只是光线，而我们的大脑是感觉不同色彩的地方。在夜晚，光照反射在柠檬上，之后进入我们的视杆细胞，我们只能感觉到大片的灰色。

奇妙知识小贴士

红色是新生儿最先看到的颜色。

我们看到物体是黑色的，那是因为这个物体没有反射出光线，所以黑色其实并不能算一种色彩。

白色是各种颜色的混合。

蓝色是大多数人最喜欢的颜色。

请你面对镜子，伸出舌头……你看到舌头上的小点了吗？这是你的味蕾，正因有了味蕾，你才觉得冰激凌是甜的、炸薯条是咸的。你想知道味蕾是怎么工作的吗？看下去吧！

❶ 当我们咀嚼时，食物与唾液混合，食物所释放的化学物质先抵达我们的鼻子。鼻子是舌头的好朋友、好伙伴。

❷ 同时，我们舌头上的味蕾将开始工作。味蕾就像一个个粗糙的小疙瘩。

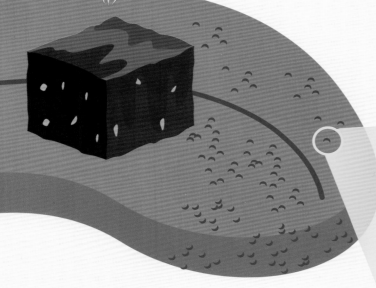

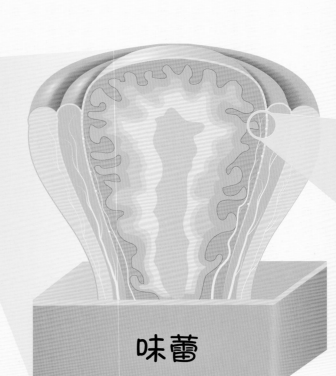

味蕾

我的舌头是如何工作的？

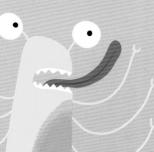

奇妙知识小贴士

一个孩子嘴里共有一万个味蕾，味蕾每两周更新一次。而老人只有五千个味蕾。如果把我们的鼻子塞住，那么我们就吃不出任何味道。很不可思议，对吧？还有人认为，人还有第六种味觉——油味。

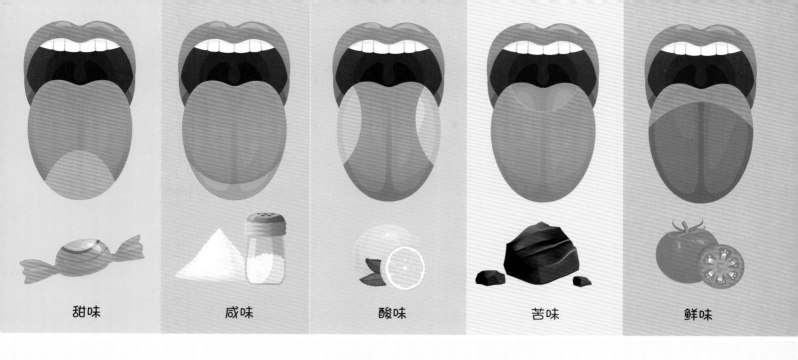

甜味　　　咸味　　　酸味　　　苦味　　　鲜味

人类共有几种味觉?

人共有五种基本味觉，分别是甜味（糖果的味道）、咸味（盐的味道）、酸味（柠檬的味道）、苦味（黑巧克力的味道）和鲜味。你是不是觉得鲜味很奇怪？鲜味代表着好吃，比方说番茄、奶酪、酱油等等。唔，但是其实每种味道都很好吃！

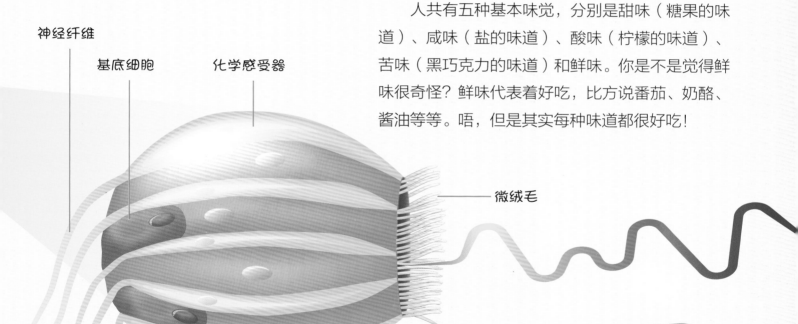

神经纤维

基底细胞　　　化学感受器

微绒毛

味觉神经

传到大脑

❸ 每个味蕾中都含有好几个味觉神经，味觉神经上存在着接收味觉的细胞。

❹ 鼻子和舌头将感知到的信息传给大脑，大脑将会辨别味道。

你知道整个舌头上有多少个味蕾吗？

我的牙齿是空心的吗？

拍照啦，笑一个！你最先看到的是什么？是牙齿！牙齿小小的、白白的，看上去很坚硬……但是牙齿里有什么呢？牙齿是空心的吗？牙齿是什么做的？

牙齿内部分为三层：

❶ 牙釉质是最外面的一层（你一眼就能看到）。牙釉质非常坚硬，而且耐磨。但它的组成并不是骨头，而是矿物质。

❷ 第二层是牙本质，牙本质相对更软一些，是黄色的。牙本质富有弹性，可以保护牙釉质。

❸ 最软的一层叫做牙髓，那里充满了血管和神经。

❹ 牙齿位于牙龈上。

牙齿外部分为三个部分：

❶ 牙冠是牙齿长在外面的部分，我们肉眼看到的就是牙冠。

❷ 牙颈是牙冠和牙龈连接的部分。

❸ 牙根位于牙龈下，我们无法看到。

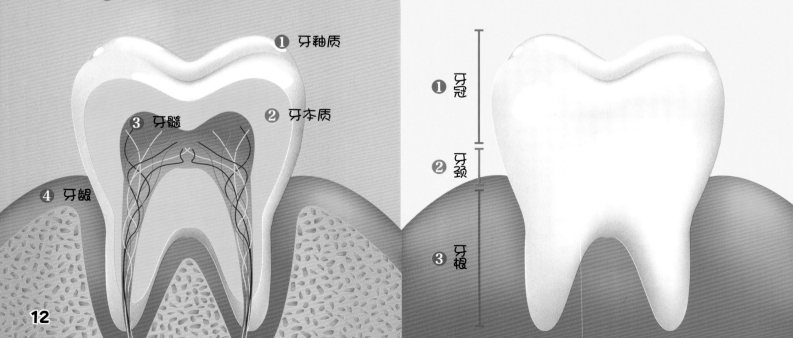

❶ 牙釉质
❷ 牙本质
❸ 牙髓
❹ 牙龈

❶ 牙冠
❷ 牙颈
❸ 牙根

牙齿是如何长出来，又是如何长大的呢？

和心脏、大脑不同，在刚出生时，牙齿还不能工作。实际上，在6~12个月大的时候，婴儿才刚开始长牙；而且长出来的还不是我们最终使用的牙齿！

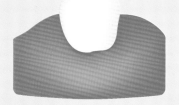

❶ 在三岁的时候，你第一次长好了牙，这时候的牙齿仅能短期使用，叫做乳牙。乳牙能够帮你咀嚼食物和正确发音。

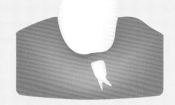

❷ 当你的下颌不断长大，位于乳牙下方的恒牙开始生长，会渐渐顶掉乳牙。

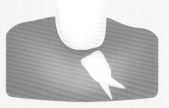

❸ 乳牙的根部慢慢松动，最后脱落。这一过程大概在12~13岁结束。

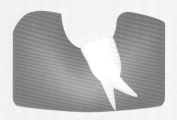

❹ 乳牙的脱落给恒牙留出了足够的成长空间！

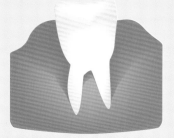

❺ 恒牙长成时，你就有了完整的牙齿，一共32颗。

奇妙知识小贴士

人类每天能产生1~2升唾液。舌头是人体最灵活的肌肉。世界上只有一件东西比牙釉质更坚硬，那就是钻石。

蛀牙是什么？

当你吃很多甜食还不刷牙的时候，嘴里的细菌就会在你的牙釉质上蛀出一个个小窟窿，这些窟窿会侵蚀你的牙层，最后到达牙髓。这就是牙疼最常见的原因啦。

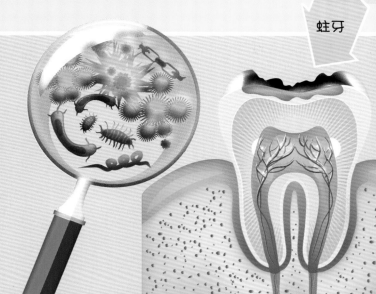

蛀牙

我是如何听见音乐的？

实际上，音乐也好，其他声音也好，都是通过声波在空气中传播的……你既不能看到也不能触碰到这些声波，你需要通过一个很特别的工具——你的耳朵才能听到声音。你知道耳朵是如何工作的吗？

漫长的旅程！

声波和振动从耳朵进入，经过内耳，通过神经信号最终抵达大脑。当你欣赏贝多芬的《第五交响曲》时，你的大脑必须飞快运转，来"破译"这些声波。

声音抵达大脑内部的听觉中枢神经的过程 ▶

外耳

外耳❶是我们耳朵中唯一一个可以看到的部分，我们用它来捕捉声波。之后声波到达外耳道❷，外耳道是一种形状有点类似"S"形的管子。外耳道中存在许多缝隙，耳垢就在这些缝隙中。虽然你可能觉得耳垢非常恶心，但是耳垢是有用的：它可以保护中耳和内耳。通过外耳道，声波传入中耳。

中耳

鼓膜❸位于外耳和中耳之间，是一层张开的薄膜，就好比是鼓面。声音会使鼓膜振动，鼓膜的振动传到中耳内的小骨头上。这些是我们人体中最小的骨头，它们包括：锤骨、砧骨和镫骨。这些骨头将声音传到内耳。

内耳

耳蜗❼，形状好像蜗牛，位于内耳中，耳蜗将声音的振动转变为神经信号通过听力神经❽传到人脑中。另外，半规管❾也位于内耳中，半规管中充满了液体，来保持人体的平衡。

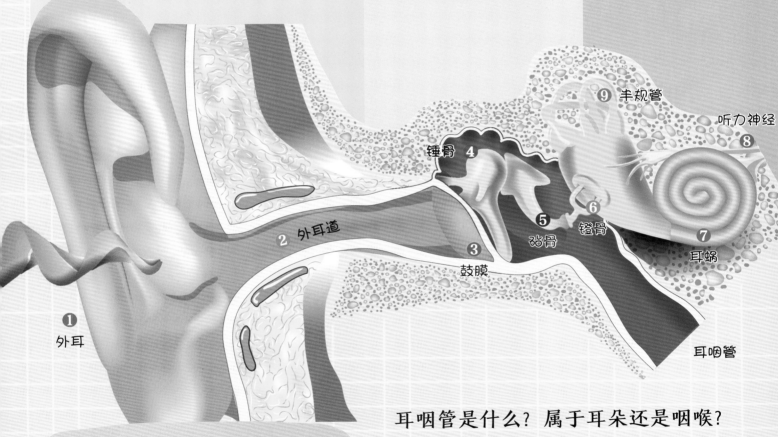

① 外耳　② 外耳道　④ 锤骨　⑤ 砧骨　③ 鼓膜　⑥ 镫骨　⑨ 半规管　⑧ 听力神经　⑦ 耳蜗　耳咽管

奇妙知识小贴士

人体中最小的骨头是镫骨，仅有2.5~3毫米。我们的耳朵从来不休息，所以我们就算在睡梦中也会因为听到声音而惊醒。耳朵从来也不休息是为了让我们人类保持警惕，保证安全。

耳咽管是什么？属于耳朵还是咽喉？

为了正常听到声音，鼓膜内外的压力应当是一样的。当飞机起降的时候，空气的气压会发生变化，我们在适应新的环境的同时可能会觉得耳朵"闷闷的"。这就要归功于耳咽管，耳咽管连接中耳和鼻子后部，起到一种类似压力阀的作用来保证鼓膜内外的气压平衡。

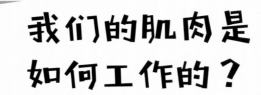

我们的肌肉是如何工作的?

人体如果没有肌肉,那么就成了一副骨架子,无法移动。人体肌肉分为两类:随意肌,也就是随着我们控制而运动的肌肉;不随意肌,也就是不受人类控制的肌肉。幸好,我们的心脏就是不随意肌。

❶ 你想做动作的时候,首先你的大脑会向肌肉下达命令:去踢一下球!

❸ 当你恢复到安静状态时,肌肉放松。

大脑

❷ 运动神经元将这个命令下达到肌肉。肌肉由弹性很好的肌肉纤维(就好像橡胶一样)组成,能够伸展和收缩。一旦接收到踢球的命令后,肌肉绷紧。

运动神经元

肌肉绷紧

肌肉放松

肌肉

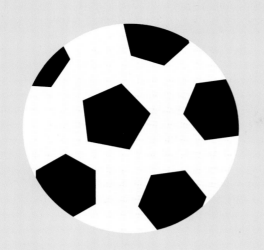

不随意肌是必不可少的！

当你睡着或者发呆时，你的心脏还在一刻不停地为你工作：通过心跳不断地将血液输往你的全身。不随意肌还有很多，比如说消化系统的肌肉。在你吃完饭睡午觉的时候，它们还在工作。

奇妙知识小贴士

微笑很简单，我们只需要调动17块肌肉；皱眉则需要调动超过40块肌肉。人体共有639块肌肉。你觉得很多吗？毛虫身上大约有2000块肌肉！肌肉占到你体重的一半。我们最常使用的肌肉是眼睛附近的肌肉，我们一天需要使用上百万次。

肌肉的分类

肌肉有三种类型：平滑肌❶位于身体组织内壁；骨骼肌❷位于骨头上，属于随意肌，随着人的控制而运动；心肌❸是帮助心脏跳动的肌肉，心肌和平滑肌属于非随意肌。

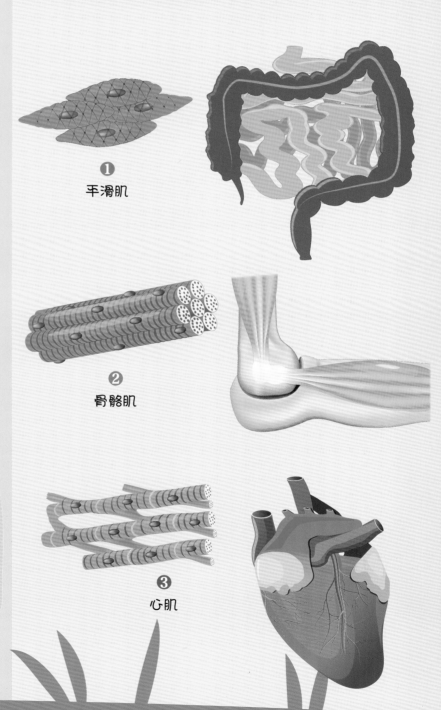

❶ 平滑肌

❷ 骨骼肌

❸ 心肌

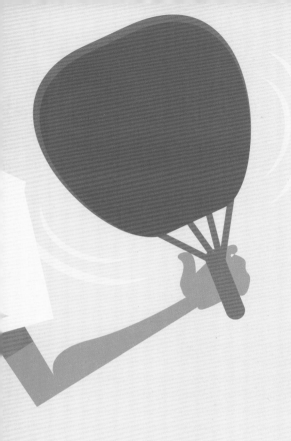

我们为什么会出汗？

天热的时候，或者运动的时候、发烧的时候，我们的身体都会出汗。出汗很不舒服，但很有必要，它能帮助我们维持体温、排除毒素。

❶ 我们的皮肤有三层：表皮（就是我们可以摸到的皮肤），真皮（位于表皮下）和皮下组织（皮肤最内层，包括脂肪）。真皮中含有血管，神经末梢和汗腺。

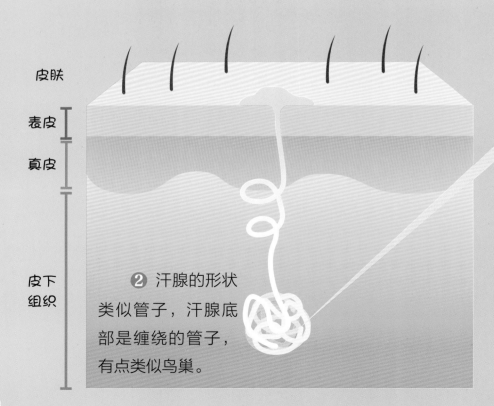

皮肤

表皮

真皮

皮下组织

❷ 汗腺的形状类似管子，汗腺底部是缠绕的管子，有点类似鸟巢。

❸ 天热的时候，汗腺会分泌出汗液，汗液随着管子抵达皮肤毛孔（皮肤上的小孔）。汗液中99%的成分都是水，剩下1%为其他物质，比如盐、尿液、乳酸等等。

但是，出汗的顺序是如何决定的呢？

当我们的体温为37℃左右时，我们的身体处于最佳状态。但当我们的体温升高时，大脑就不高兴了，大脑希望将你的体温降下来。因此，当你觉得热的时候，你大脑中控制体温的一部分（下丘脑）正向你的身体发出命令，命令身体出汗：

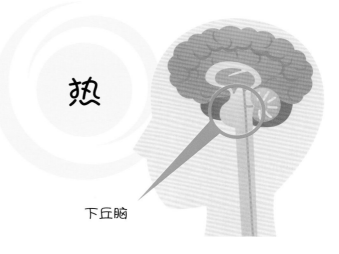

热

下丘脑

奇妙知识小贴士

新生儿不会出汗。新生儿出生2周后，汗腺才会开始工作。如果你吃辣的东西，你也会出汗。我们人体大概有两百万到四百万个汗腺。

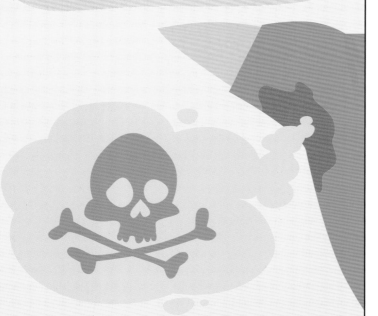

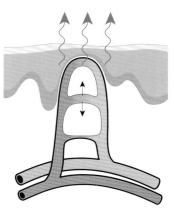

❶ 皮肤附近的毛细血管将会膨胀，向空气中释放热量。

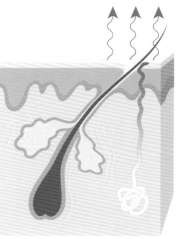

❷ 汗腺开始分泌，通过蒸发作用来降低你的体温。

出汗为什么臭臭的？

实际上，汗液没有气味，但接触皮肤细菌后，汗液才会闻起来臭臭的。记得使用除汗剂哦！

为什么皮肤上的汗毛会竖起来？

　　许多哺乳动物都会竖起它们的毛，来吸入空气、抵御寒冷或者让自己看上去更高大来吓跑敌人，但是我们人类却不能控制自己的汗毛竖立。皮肤感到寒冷或者我们内心产生了强烈情绪时，我们的汗毛就会竖起来。也有人称之为鸡皮疙瘩。

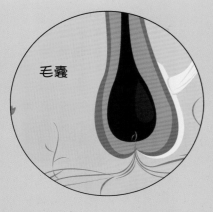

毛囊

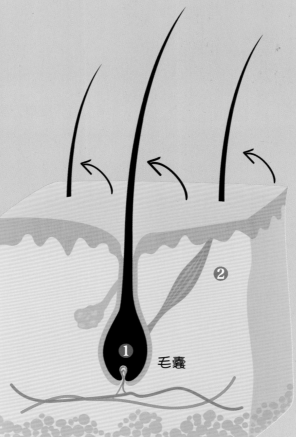

① 毛囊

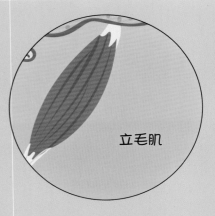

立毛肌

❶ 你还记得皮肤的皮层吗？汗腺和汗毛毛囊（指的是汗毛根部）都位于皮下组织中。你知道吗？我们的汗毛平均一个月长1厘米。

❷ 每根汗毛都有一块立毛肌。在接收到某种刺激后，立毛肌收缩导致汗毛竖起。立毛肌是平滑肌、不随意肌。也就是说，我们无法控制立毛肌收缩。

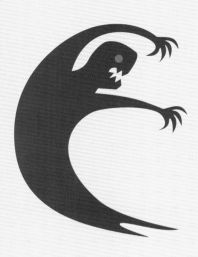

吓得汗毛直竖

除了寒冷和情绪以外，害怕也是我们汗毛竖立的原因。当你吓了一跳的时候，你可以说吓得我汗毛直竖。

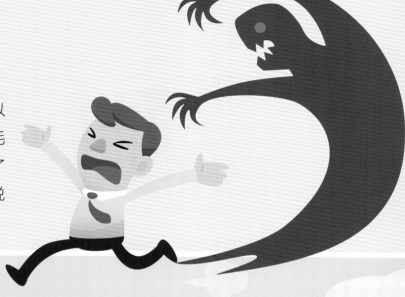

当我们汗毛茂盛的时候……

原始人的全身长满了毛，将身上的毛竖起就好像是盖了一层毯子，能够保暖。

奇妙知识小贴士

汗毛的生长比头发慢得多，婴儿出生时，身上长有绒毛，这种被称为胎毛，几个月之后，胎毛就会消失。我们每天会掉大约100根头发，但是新的头发会长出来。我们全身都长有汗毛，除了嘴唇、手掌和脚掌。

汗毛由什么构成的?

汗毛由角蛋白构成，指甲也是角蛋白构成的。你可以在动物的羽毛、角和蹄子中找到角蛋白。

为什么我会打嗝？

当你大笑或者吃得太多的时候，你就会打嗝。嗝！嗝！真不舒服。打嗝是怎么来的呢？为什么我的胃好像在跳动呢？其实都是因为一块肌肉！

让我们回忆一下呼吸

　　胸腔下部有一块弧形的肌肉，被称为横膈膜。当我们吸入空气❶时，横膈膜下沉；当我们呼气❷时，横膈膜复原。但是有时候，横膈膜会不那么守规矩……

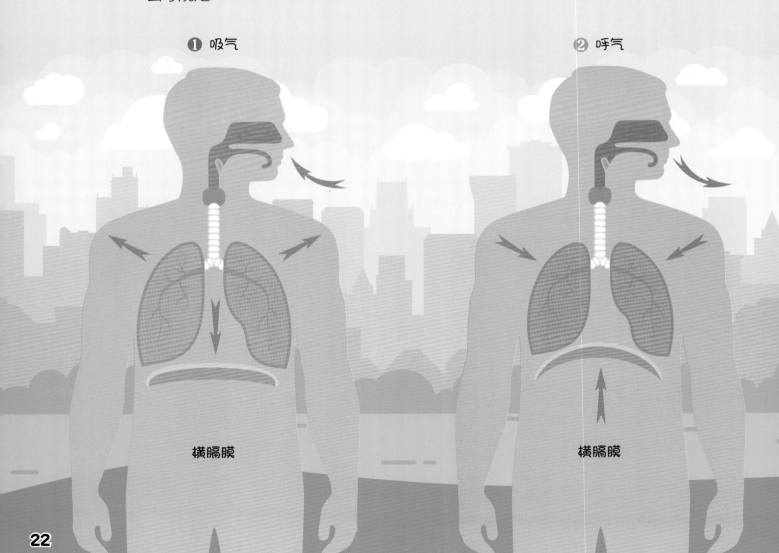

❶ 吸气

❷ 呼气

横膈膜

横膈膜

打嗝的声音是怎么发出的?

❶ 首先，横膈膜进行了一次短暂、快速且不受控的收缩时。

比如说，有一天你吃得很快，你的横膈膜会突然下沉，空气忽然进入你的咽喉，并与咽喉相撞。因此产生了类似打嗝的声音。

横膈膜收缩

❶

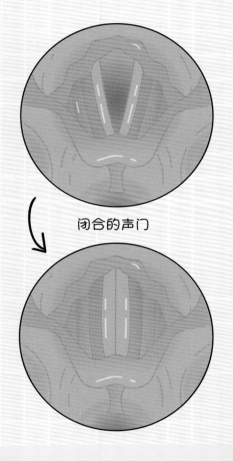

❷ 张开的声门

闭合的声门

❷ 声门，位于声带之间。声门负责将气流引向肺部。声门忽然闭合会发出类似打嗝的声音。

家用小妙招帮你停止打嗝

◎ 用纸袋进行深呼吸
◎ 用冷水漱口
◎ 屏住呼吸
◎ 喝冷水
◎ 吞一口白砂糖
◎ 咬一口柠檬

奇妙知识小贴士

哺乳动物和爬行动物都会打嗝。

胎儿在妈妈的肚子里就会打嗝。

我们每分钟可以打嗝2~60次。

正常来说，打嗝只能持续几分钟。

历史上有记载的打嗝最长时间持续了68年！是一位美国农场主，叫做查理·奥斯伯恩。

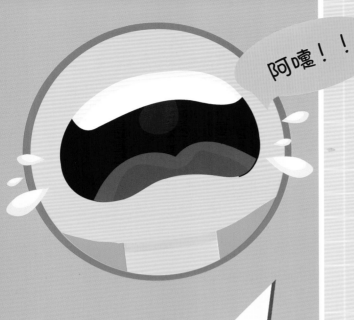

阿嚏！！

打喷嚏的时候发生了什么？

阿阿阿阿阿阿嚏！！真是讨厌的喷嚏！不仅如此，只要开始打喷嚏，通常不止一个。你应该知道，打喷嚏不是坏事，可以帮我们的鼻子排出异物。

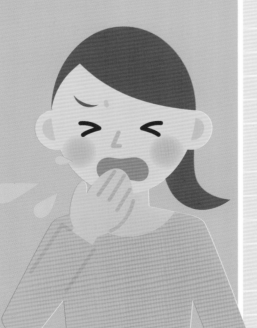

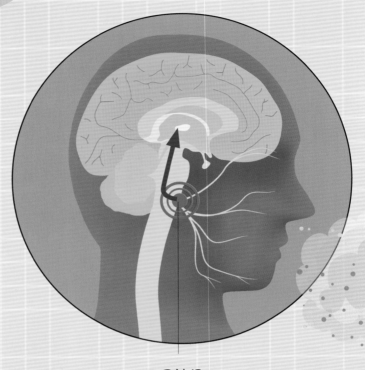

三叉神经

❶ 如果空气中存在灰尘，或者你得了伤风感冒，那么你的鼻子中的三叉神经将会受到一种刺激。这个神经信号将会快速传到大脑，大脑会形成喷嚏反射。也就是说，打喷嚏不是你可以控制的！

为什么打喷嚏的时候，眼睛会闭上？

打喷嚏时很难保持眼睛睁开，因为这是反射的一部分。因为眼角也是呼吸系统的一部分，因此闭上眼睛能防止空气从眼角排出，从而防止眼球轻微移位。打喷嚏也很难保持头部不动，除非轻微打喷嚏。这是因为头部向前移动能帮助呼吸系统排出刺激物。

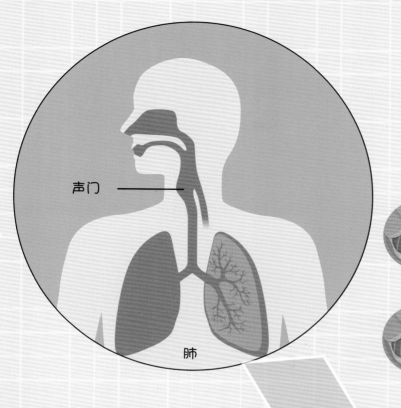

❷ 为了消除鼻子受到的刺激，你会通过声门的帮助，向肺部吸入空气。

声门打开，空气流向肺部。

声门关闭，空气被留在肺里。

❸ 之后，声门打开，鼻子和嘴巴用力，快速排出空气、唾液、黏膜和其他物质（病菌和细菌）。

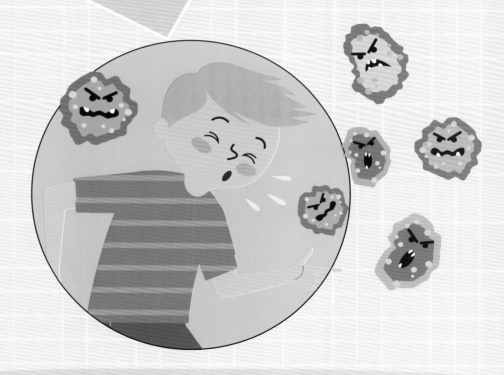

奇妙知识小贴士

打喷嚏时，空气以60km/h的速度排出体外。打喷嚏所喷出的口水，最远可以达到5米。你知道你睡觉的时候是很难打喷嚏的吗？人沉睡时，大脑活动减慢，因此只有非常强大的刺激才会打喷嚏。

既然血液是红色的……

为什么我们看血液是蓝色的？

我们可以跟你保证，你的血液不是蓝色的，你也不是出身于蓝血贵族。你的血液，和其他人一样，都是红色的。如果你想知道为什么你的血从外面看起来是蓝色的，下面就是答案。

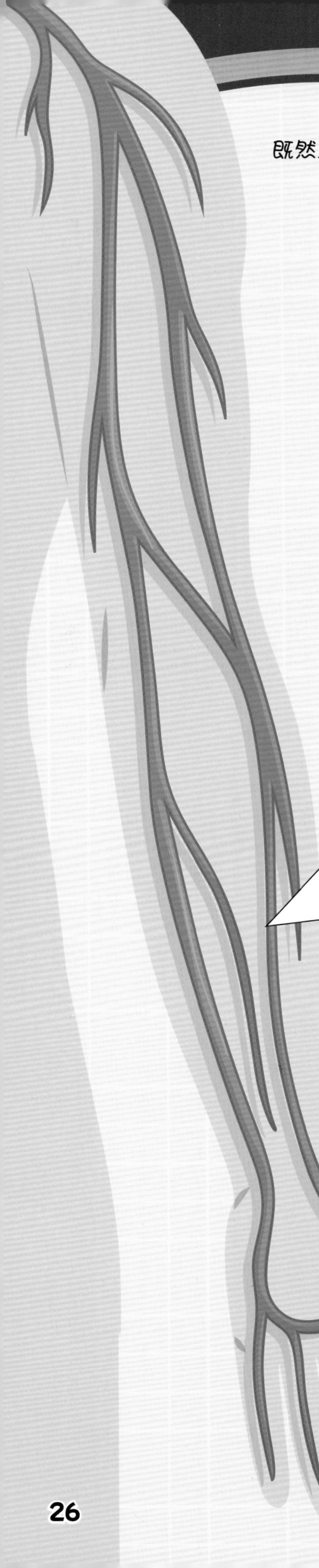

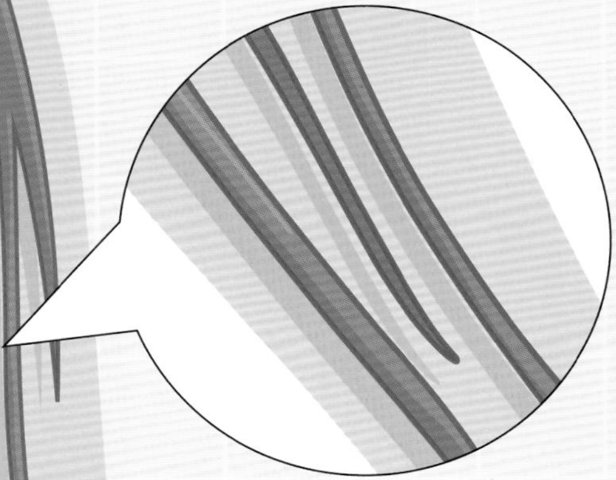

❶ 伸开手臂并认真观察它。你会看到几条蓝色的线，那些是用来运输血液的血管。但是，既然血液是红色的……为什么它们看起来是蓝色的？

白光

❷ 你所看到的血管位于我们皮下0.5毫米处。白光（各种颜色的光的集合）可以到达我们的皮下血管。

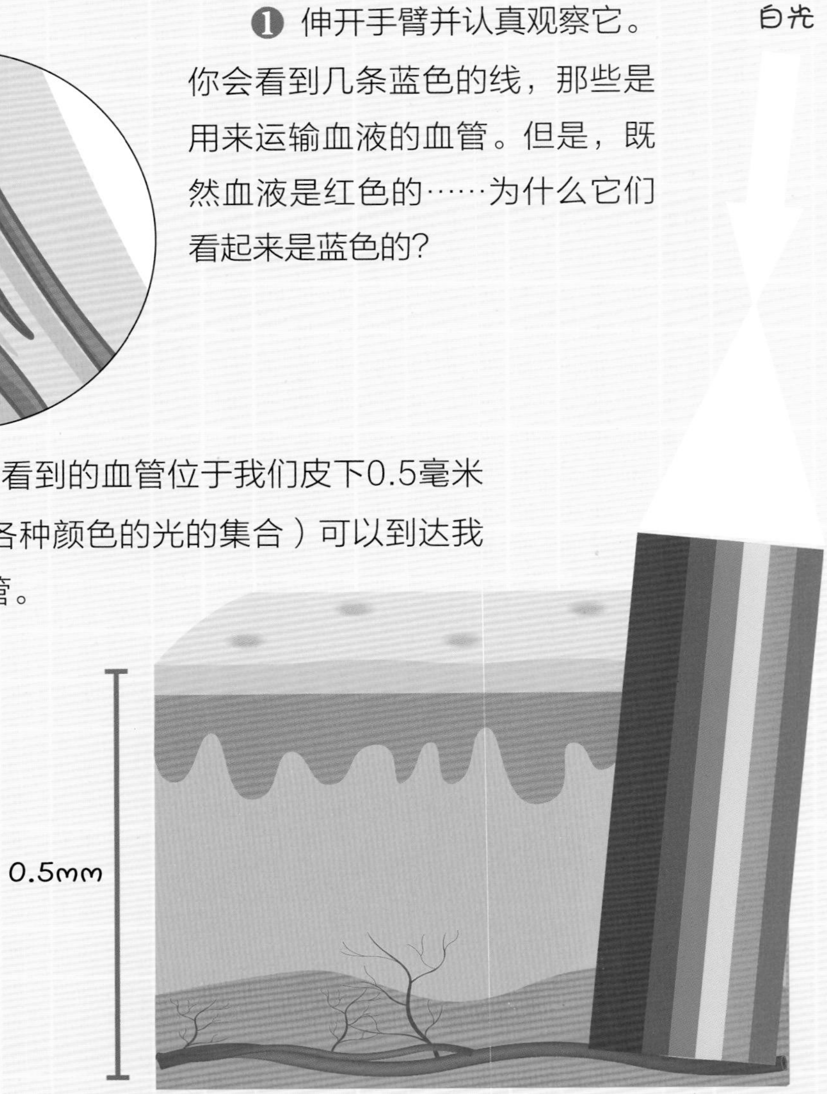

0.5mm

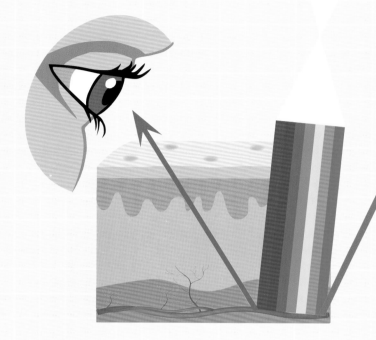

❸ 白色光中的蓝色光波长最短，当它到达血管时，就会发生反射，被我们所看到。

白光

❹ 白色光中的红色光波长最长，它能够进入血管，因为血液是红色的，因此红光被血液吸收。所以这都是视觉的作用！

奇妙知识小贴士

一个成年人体内约有5升血液。卡尔·兰德斯坦纳发现了血型的秘密，因此他于1930年获得了诺贝尔生理学或医学奖。古时候，由于贵族并不外出劳动，他们的皮肤异常白皙，血管也因此特别明显。所以古代欧洲的贵族自称拥有蓝血。

为什么血液是红色的？

血液最重要的组成部分是红血球。顾名思义，红血球就是红色的，含有血红蛋白。血红蛋白含有铁。当铁遇到了氧，也就是说铁被氧化时，会呈现红色。

血液是什么构成的？

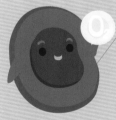

红血球
它的作用是向身体运送氧气。

白血球
它的作用是负责消灭入侵者。

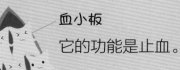

血小板
它的功能是止血。

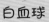

血浆
血浆是液态的，它的作用是运载各种细胞。

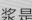

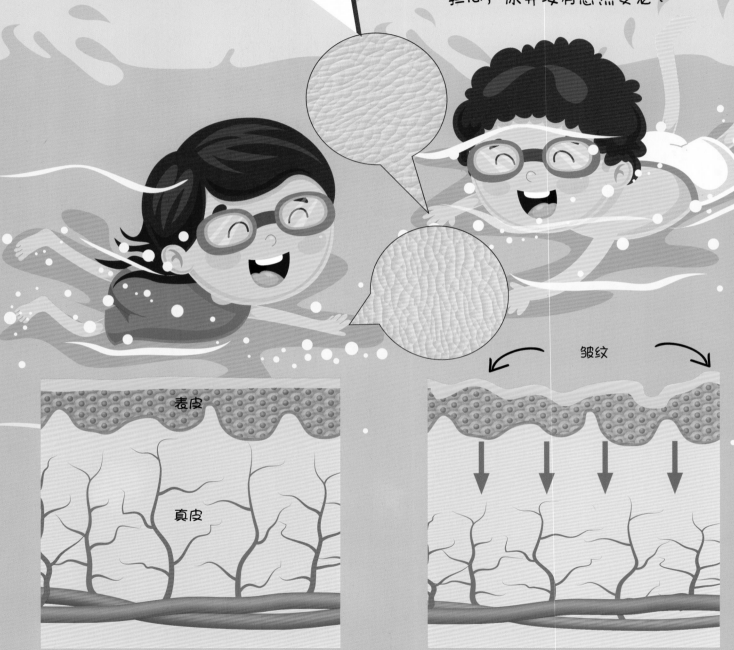

为什么在水里我的手指会皱起来？

当你一上午都在水里玩，从水里离开的时候，你的手指会看起来皱皱的，像葡萄干一样。别担心，你并没有忽然变老！

皱纹

表皮

真皮

❶ 让我们回忆一下皮肤的皮层：血管和神经末梢位于真皮层。

❷ 当你在水中时，你大脑中的中枢神经系统将进行一连串反应，接触到水的血管都将收缩，造成皮肤褶皱。

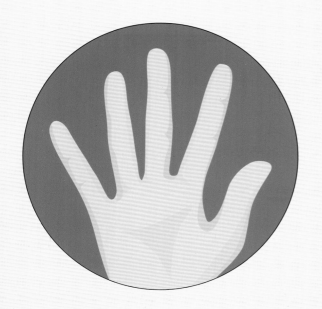

❸ 这种反应是短暂的。当你离开了水，很快地，你的手指就恢复原状，变得柔软而光滑。

奇妙知识小贴士

至少要在水里待超过5分钟，我们的皮肤才会皱起来，而且只有接触水的皮肤才会皱起来。另外，这种皱纹很快就会消失，否则我们全身的皮肤都将失去感觉。皱起来的手指就好比一种下雨天使用的特殊花纹的轮胎，来保证安全。

和轮胎的关系

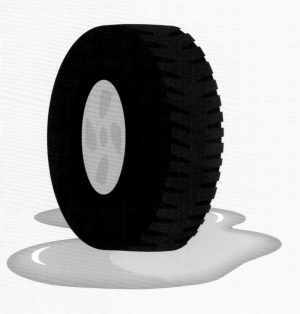

这种情况只会发生在我们的手上。为什么我们其他的皮肤不会发生这种情况呢？尽管不易察觉，脚上的皮肤泡在水里也会发生褶皱。这种现象和汽车轮胎上的花纹是一个道理。下雨天，公路湿滑，有花纹的轮胎能够有更强的抓地力。

进化的力量真强大!

手指表面发生褶皱会便于我们在水下操作物品。也正是因为这样，史前那些生活在潮湿环境中的原始人能够捕获食物，在下雨的时候跑步也不会摔倒。所以说，这种皱纹是我们人类进化得来的优点。

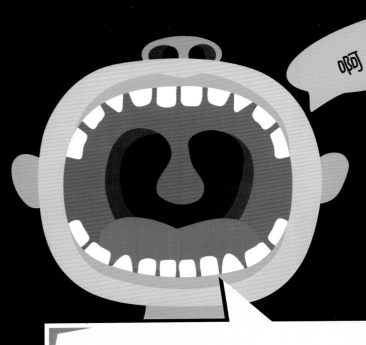

啊———

当你疲惫、犯困或者无聊的时候，你就会不由自主地张开嘴，发出"啊"的声音，打一个哈欠。最坏的情况是，你的所有同学都在打哈欠！

为什么我会打哈欠？

打哈欠会提供更多的氧气进入血液。就像开窗通风一样，打哈欠能为大脑降温，来帮助大脑更好地工作。

空气

空气

空气

头向后仰

❶ 嘴巴张开，上下颌骨分开，能够吸入更多空气

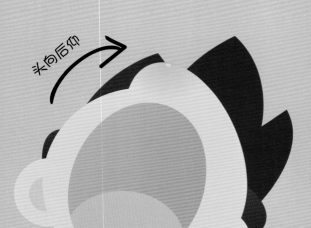

❷ 同时，面部肌肉绷紧，双眼微闭且微微流泪，头向后仰。

③ 之后，呼出空气。完成这一系列的动作，能够给血液提供更多的氧气，给大脑"通风"并降温。

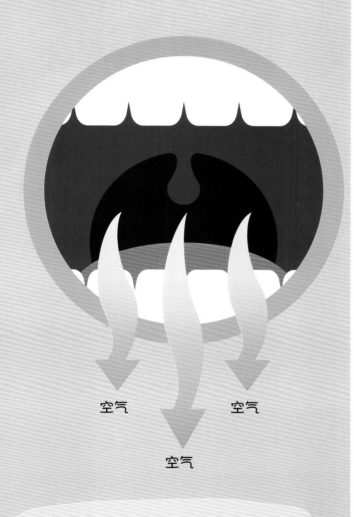

空气　　　空气

空气

奇妙知识小贴士

打一个哈欠大约需要6秒钟。婴儿还在母亲肚子里的时候就会打哈欠了。几乎所有的脊椎动物都会打哈欠。有人认为，原始人通过打哈欠来吓跑敌人，因为打哈欠会张开嘴巴露出牙齿。

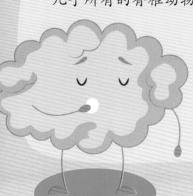

为什么打哈欠会传染？

60%的人一旦看到别人打哈欠，也会忍不住打哈欠。科学家对此没有统一的解释。有人认为可能与同理心（设身处地理解他人）有关，有些人认为和镜像神经元有关。我们体内有一种神经元，叫做镜像神经元。当我们看到其他生物，尤其是人类，在做一种行为的时候，这种神经元就会被激活，进而模仿别人的行为。

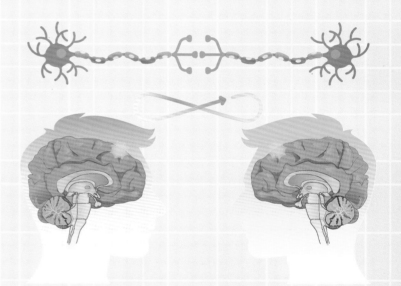

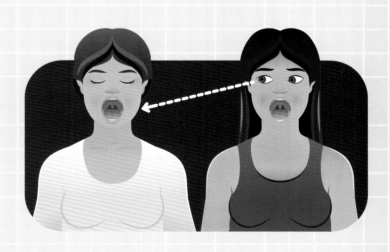

梦从哪儿来？

过的梦：梦里，你是一个超级英雄，会飞，每天都有数不尽的意大利通心粉吃……这说明，在你睡着的时候，你的大脑并没有睡着，但是大脑中掌管逻辑的部分却睡着了。让我们看看梦是怎么产生的吧。

❶ 睡觉分为好几个阶段，其中一个阶段就是快速眼动阶段。快速眼动在我们入睡后70~80分钟首次出现，之后会多次出现。在这个阶段中，我们睡得非常安稳，眼睛快速移动。在快速眼动时，我们的大脑非常活跃，我们就会做梦。

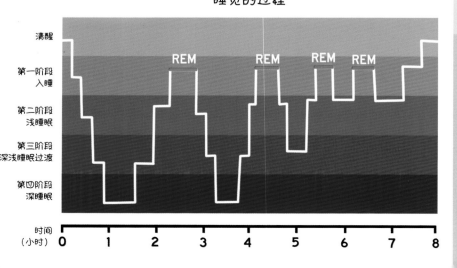

睡觉的过程

清醒								
第一阶段入睡		REM	REM	REM	REM		
第二阶段浅睡眠							
第三阶段深浅睡眠过渡							
第四阶段深睡眠							

时间（小时） 0 1 2 3 4 5 6 7 8

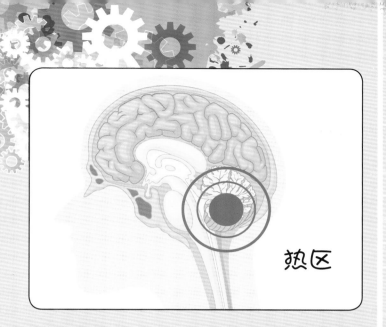

热区

② 热区（后脑皮质热区）位于你的后颈上方。这里是我们的梦境工厂。当我们睡觉时，热区中的前额皮层、海马体、内嗅皮层、脑干将被激活。

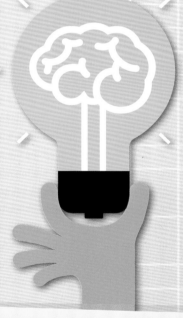

③ 这些部位都和人脑记忆有关，它们白天对我们大脑所收到的信息进行储存，到了晚上，对这些储存的信息进行巩固。也就是说，做梦会帮助你更好地记忆你在学校所学的知识。

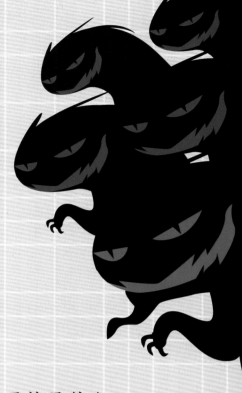

噩梦是什么?

噩梦是不好的梦。别担心，不管是大人还是孩子，每个人都会时不时地做噩梦。噩梦可能会让你感到恐惧、焦虑、担心，但是噩梦并不会成真，更不会伤害你。有意思的是，白天发生在你身上的事，很有可能会使你晚上睡觉时做噩梦。有些人认为这可能是一种释放白天累积压力的形式。

奇妙知识小贴士

动物也会做梦，但是有些动物经常做梦，有些不经常做梦。比如说，马一天仅需要睡3个小时（而且还是站着睡觉的！），而考拉一天中的22个小时都在睡觉。在大多数情况下，我们醒来的时候就会把梦给忘了。也有人做的梦不是彩色的，只有黑色和白色！做梦能帮助我们更好地记忆，但是做梦也会"清洗"大脑，让大脑忘记一些不重要的事。我们做梦的时候，大脑进行"重置"。虽然每个人都是独立的，但是专家建议成年人每天至少睡8小时，青少年至少睡10小时，孩子至少睡12小时。

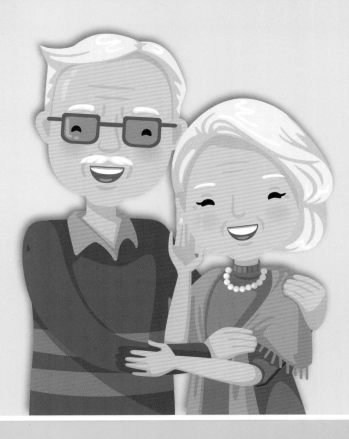

头发为什么会变白?

并不是因为你太顽皮惹他们不高兴,爷爷奶奶、外公外婆的头发才变成白色的。白发(和皱纹)都是时间流逝的结果。

❶ 你头发的颜色、眼睛的颜色和皮肤的颜色,都是基因控制黑色素而决定的。

❷ 请你观察一下你的头发,你看到头发毛球了吗?毛球里有黑色素细胞,黑色素细胞能够生产黑色素,来决定你的头发是金色、红色、栗色还是黑色的。

❸ 当人变老,黑色素细胞生产的黑色素将会减少,这时头发会渐渐变灰,最后变白。

浅

深

黑色素

毛干

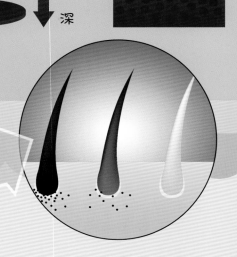

毛球

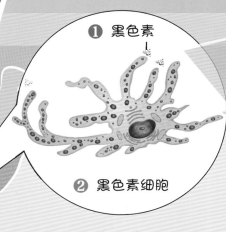

❶ 黑色素

❷ 黑色素细胞

毛细血管

你头发的颜色和类型

你的头发是什么样的，黑色的波浪卷发、金色直发，还是红色卷发？现在你已经知道了头发的颜色是由黑色素决定的，黑色素也能决定你的肤色。你的发色越浅，就说明你体内的黑色素越少；头发是黑色或者栗色的人，体内的黑色素就多于头发是金色和红色的人。

总体而言，人的发色与肤色相关。比方说，大多数金发的人，肤色也比较浅；而发色为黑色或者栗色的人，他们大多数肤色比较深。不仅如此，你父母的基因决定了你的基因，而你的基因决定了你的发色。

头发的毛囊承担着一项重要任务，这项任务决定着你的发型。有些人的毛囊让他们的头发是波浪状的，有些人则长着直发。另外，毛囊也决定着头发丝的粗细。

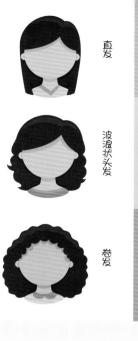

直发

波浪状头发

卷发

白化病患者体内缺乏黑色素，他们的眼睛、头发是白色的，皮肤好像透明的一样。白化病可能发生在人身上，也能发生在动物身上。

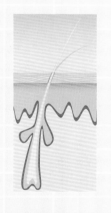 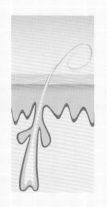 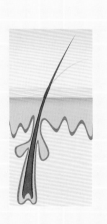 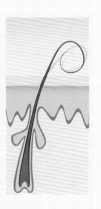

金色直发　　金色卷发　　栗黑色直发　　栗黑色卷发

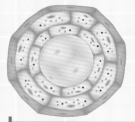 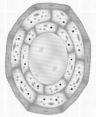 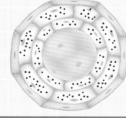 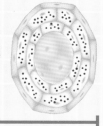

毛囊

奇妙知识小贴士

亚洲人和非洲人大多数情况下看起来更年轻，因为比起白种人，他们的白头发更少。白头发通常在30岁以后就开始出现了。白头发会最先出现在鬓角。

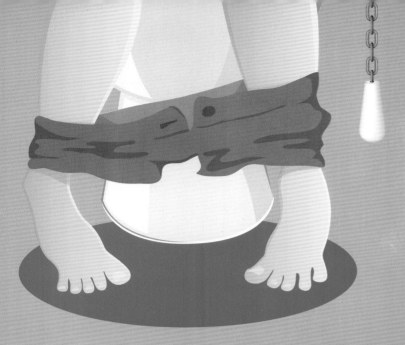

我们为什么要上厕所？

如果我们每天都只进食，而不把体内多余的物质排出去，那我们最后都会爆炸的！从被你吃进嘴里开始，到最后被冲入马桶的下水道，美味汉堡的身上将会发生很多有意思的事情。

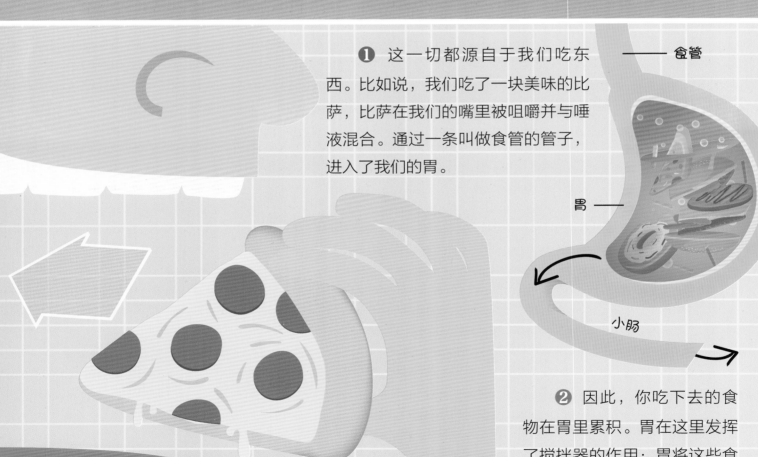

❶ 这一切都源自于我们吃东西。比如说，我们吃了一块美味的比萨，比萨在我们的嘴里被咀嚼并与唾液混合。通过一条叫做食管的管子，进入了我们的胃。

—— 食管

胃 ——

小肠

❷ 因此，你吃下去的食物在胃里累积。胃在这里发挥了搅拌器的作用：胃将这些食物粉碎，并把它们和胃液混合。之后混合物进入小肠。

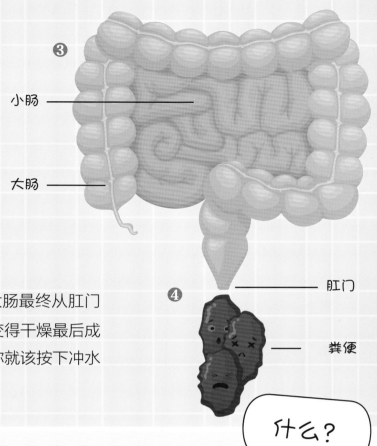

小肠 ————

大肠 ————

❸ 小肠起到了帮助我们身体吸收所需营养的作用，吸收的蛋白质、维生素和矿物质进入血液，输送到我们的身体中。食物的残渣和我们身体吸收不了的成分就进入大肠。

❹ 这些废物最终会变成粪便，它们通过大肠最终从肛门排出。在这一系列过程中，废物会散失水分，变得干燥最后成为固体。没错，那就是你的粪便。好了，现在你就该按下冲水键啦。

————— **肛门**

❹

—— **粪便**

什么？

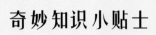

什么是蠕动？

蠕动这个词真怪，对吧？蠕动指的是我们人体消化器官的一种运动（不受人控制的）。蠕动能帮助食糜、胆汁和尿液向前推进。因为有了蠕动，食物才能从嘴巴进入，从肛门排出。

奇妙知识小贴士

食物能在胃中停留3~4小时。我们的胃能容纳0.5~2升的食物。每天，我们都会产生1~1.5升的唾液。唾液的用途是包裹住食物并把它们软化，使食物不在食管中被卡住，能成功进入我们的胃里。如果我们将小肠伸展开，小肠的一端到另一端一共将长达6.5米，而大肠的长度只有1.5米。为什么我们吃完饭会觉得有点累、行动迟缓呢？这种疲惫意味着我们分出了一部分能量来消化食物。

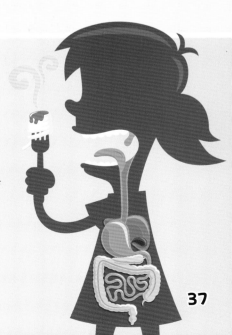

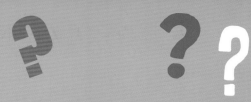

为什么尿是黄的？

为什么尿不是蓝色、红色或者紫色的？那是不可能的！尿液之所以是黄色的，是有科学的道理的。我们下面就来学习吧。

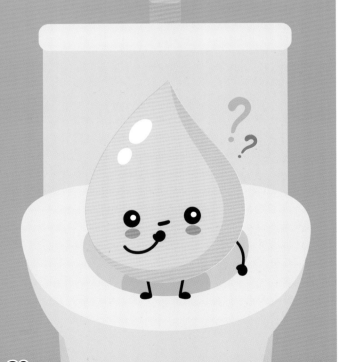

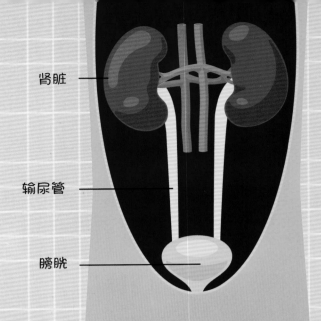

肾脏

输尿管

膀胱

❶ 泌尿系统负责将人体不需要的水、盐和毒素通过尿液排出体外。

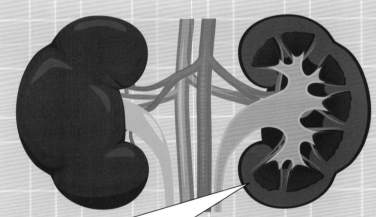

肾单位

❷ 人体有两个肾，肾脏可以通过肾单位过滤体内的血液，将废物以尿的形式排出。尿液中含有尿胆素，尿胆素使尿液看起来呈黄色。人的尿液总是黄色的：有时候是深黄色，有时候是浅黄色。这是由于尿液中水的含量不同，但是尿液始终是黄色的，

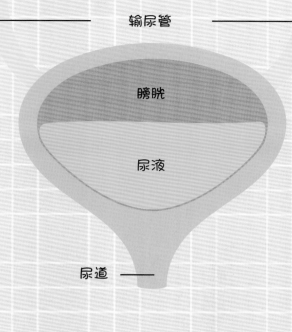

输尿管

膀胱

尿液

尿道

❸ 尿液在肾脏中形成后，会通过输尿管进入膀胱；膀胱就像一个小袋子，装着尿液，直到你将尿液排出。

❹ 膀胱装满后，膀胱壁上的神经就会告诉大脑：现在该撒尿了。之后，尿液从一条叫做尿道的管子排出体外。

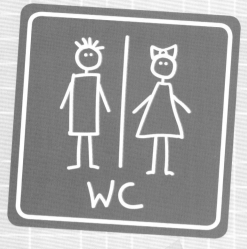

奇妙知识小贴士

膀胱最多能储存500毫升的尿液。憋尿对身体健康是不利的，有可能引起感染。尿液颜色非常深可能意味着脱水或者疾病。一些色素或药品也可能改变尿液的颜色。

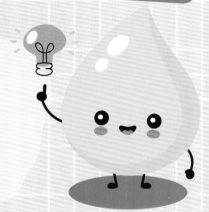

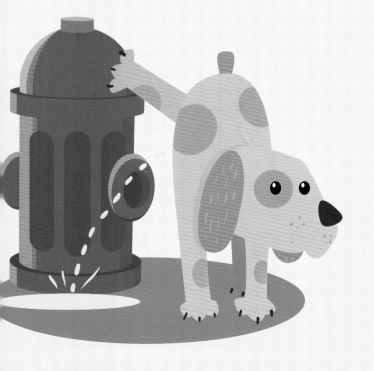

所有的动物都撒尿吗？

某些哺乳类动物，包括狗、猫和马，和我们一样会撒尿，尿液也和我们的一样，是黄色的液体。 这些哺乳动物的尿液也都从尿道排出。但是一些脊椎动物，包括两栖类、爬行类动物，鱼类和鸟类，以及一部分的哺乳动物（卵生哺乳动物），比如针鼹和鸭嘴兽，它们的尿液，和粪便一起是从一个叫做泄殖腔的部位排出。因此，它们并不是单纯的撒尿，而是排出一堆尿液和粪便的混合物。哎呀，真恶心！

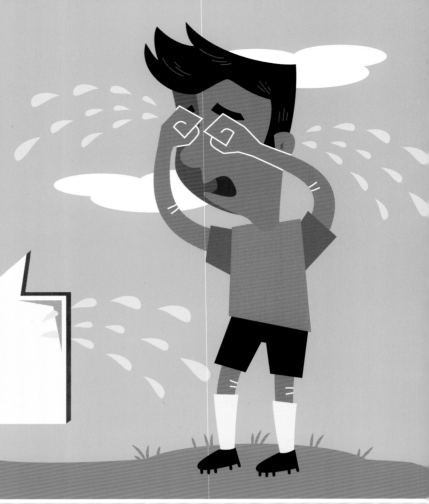

哎呀！你踢足球的时候不小心摔倒了！会怎么样呢？你感觉到疼痛，很快你的眼睛就开始止不住地落泪。实际上你在对疼痛作反应……

为什么疼的时候会哭？

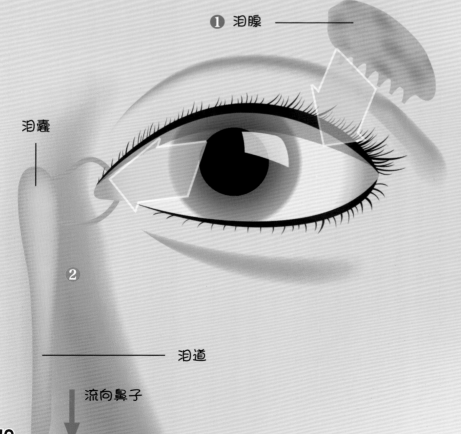

❶ 泪腺

泪囊

❷

泪道

流向鼻子

❶ 泪腺位于眼球的上方，那里负责生产泪水。

❷ 一旦泪水形成，泪水就会经过内眼角、通过泪道，流到鼻子中。因此我们哭的时候，也会流鼻涕。

❸ 泪水中含有一些物质能够充当止痛剂或天然的镇定剂，因此，哭能帮助我们减轻疼痛。

一共有几种眼泪？

我们人类一共会产生3种眼泪。

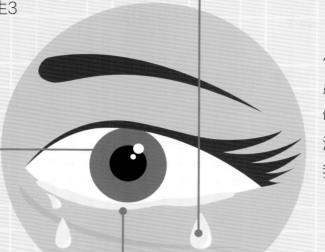

情感性眼泪

当我们悲伤或者高兴时，会产生情感性眼泪。情感性眼泪能够帮我们平复情绪，这种泪水也能够向其他人表达我们的心情。

基本性泪水

基本性泪水是用来保持眼睛干净和湿润的泪水。我们的人体每天都会产生这类眼泪，所以……我们其实每天都会哭一下！

反射性眼泪

当我们受刺激时，会产生反射性眼泪，用来清洁我们的眼球。比如说，有灰尘进入了我们的眼睛里。

为什么切洋葱会让我们流泪？

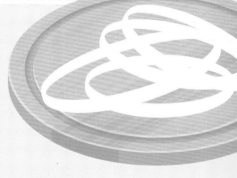

当我们切洋葱的时候，洋葱会流出一种液体，这种"液体"其实是各类化学物质的混合物。这种混合物很快从液体变成气态，而当这种气态物质接触到我们的眼睛，我们眼球里的感觉神经就会向大脑发出信号，提醒大脑，有酸性物质侵入。大脑中枢神经收到这一警告信号后将试图快速解决这个问题。为此，大脑将命令泪腺分泌泪液来帮助眼睛排出异物。这就是切洋葱会让我们流泪的原因。

奇妙知识小贴士

由于眼泪含有氯化钠，因此眼泪是咸的。婴儿们因为还不会说话，当他们需要什么的时候，会用哭来引起他人的注意。

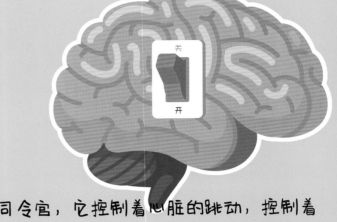

我是如何控制大脑的？

　　大脑是你的中央控制台，是控制一切的司令官，它控制着心脏的跳动，控制着你学习加法。正是因为大脑向你的全身下达各种各样的命令，你才能活着。大脑的运转非常复杂，但是我们会用这一页来让你对大脑有大概的了解。

　　据最新研究，大脑总习惯"加法"策略，而忽略更优的减法策略。在2021年发表于《自然》的一篇文章中，美国和丹麦的研究人员在对1585人进行的8个不同实验的研究表明：在寻找解决方案时，通常人们的大脑倾向于加法。

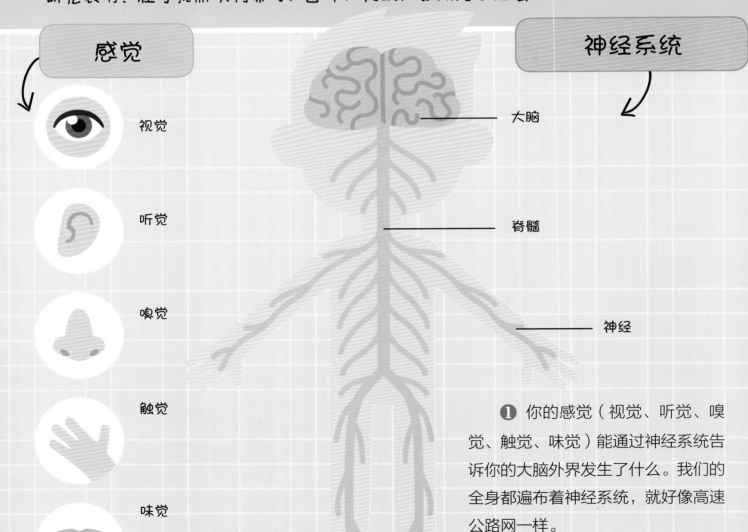

感觉

视觉

听觉

嗅觉

触觉

味觉

神经系统

大脑

脊髓

神经

❶ 你的感觉（视觉、听觉、嗅觉、触觉、味觉）能通过神经系统告诉你的大脑外界发生了什么。我们的全身都遍布着神经系统，就好像高速公路网一样。

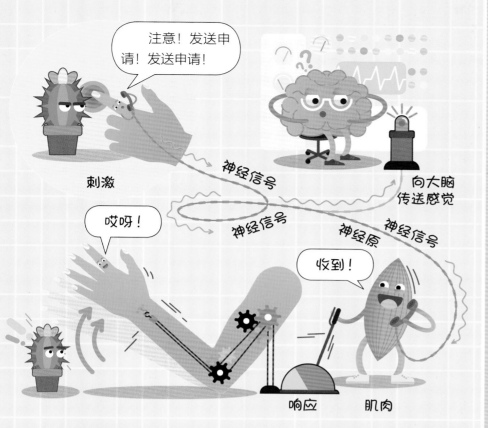

❷ 我们全身的任何部分都可以向大脑传送信息。比方说，当我们的手触摸了一株带刺植物，我们的大脑就会接收到信息"有刺"，之后大脑命令手臂肌肉赶快缩回来。这一切都会在很短的时间内完成。

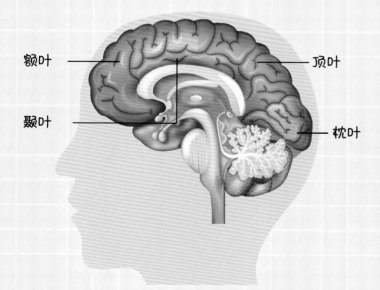

❸ 大脑能做的还有很多很多。大脑分为四个部分：额叶用来解决问题；顶叶用来接收触觉信息，比如温度、压力、疼痛等；颞叶用来接收听觉信息并形成记忆；枕叶用来接收视觉信息。

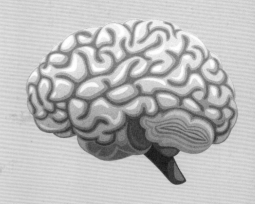

大脑是什么样的？

大脑被你坚硬的头骨所保护，是一种遍布褶皱且柔软的、类似海绵的灰色物质。感觉它好像不大，但是却是你整个身体的中心。如果你要做任何危险的事，记得先戴上头盔保护好你的大脑。

大脑控制着你的生命体征，包括呼吸、心跳等等。大脑能够通过感觉获取信息，控制你的行为和你的感情，让你思考和学习。大脑也是保存记忆的地方。

奇妙知识小贴士

成年人的大脑的重量几乎不会超过1.5千克。大脑中有850亿~860亿个脑细胞（神经元），一个神经元只能存活不到70天。但是别担心，神经元是处于不断更新中的。从思考一件事儿到把它说出去，大概需要花费700毫秒。

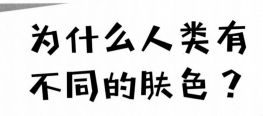

我多希望我的皮肤是紫色的、带蓝条纹的，但是实际上，我们的皮肤是如此的单调，全身上下只有一种颜色，有的是白色，有的是黑色，有的是黄色。因此，无论你的肤色是什么，这都是你特有的。

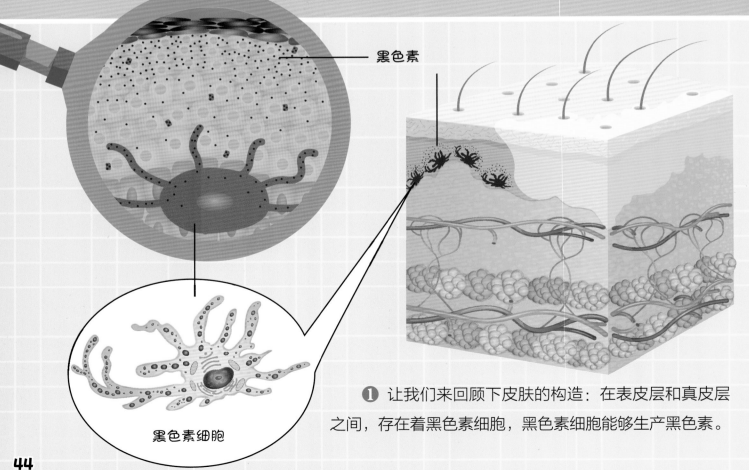

黑色素

黑色素细胞

❶ 让我们来回顾下皮肤的构造：在表皮层和真皮层之间，存在着黑色素细胞，黑色素细胞能够生产黑色素。

❷ 皮肤颜色受黑色素影响：

黑色素多=皮肤更黑

黑色素少=皮肤更白

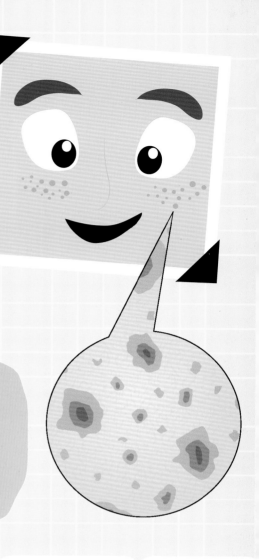

❸ 雀斑是由于皮肤不同区域黑色素累积不匀造成的。对于有些人，他们的黑色素聚集成小团，暴露在阳光下时黑色素的颜色变得更深，因此他们的皮肤上就出现了雀斑。

奇妙知识小贴士

新生儿几乎没有雀斑，因为黑色素只有被阳光照射后才会表现出雀斑。皮肤越白越容易长皱纹。你可以根据你的肤色来选择使用有保护作用的润肤露。还有一种疾病，表现为皮肤上部分色素完全脱失，这被叫做白癜风。

| I | II | III | IV | V | VI |

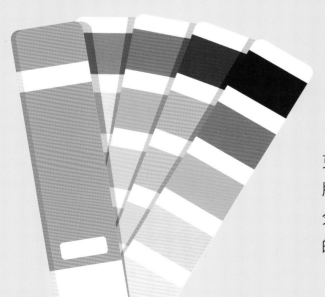

什么是菲茨帕特里克皮肤分类？

1975年，美国皮肤科医师托马斯·菲茨帕特里克利用了不同肤色有不同吸收太阳光的能力，通过凸版照相的原理，发明了一种给肤色分类的办法。这种分类方法将肤色分为六类（I-VI），其中第I类是最白的，最容易被太阳晒红，第VI类是最黑的。

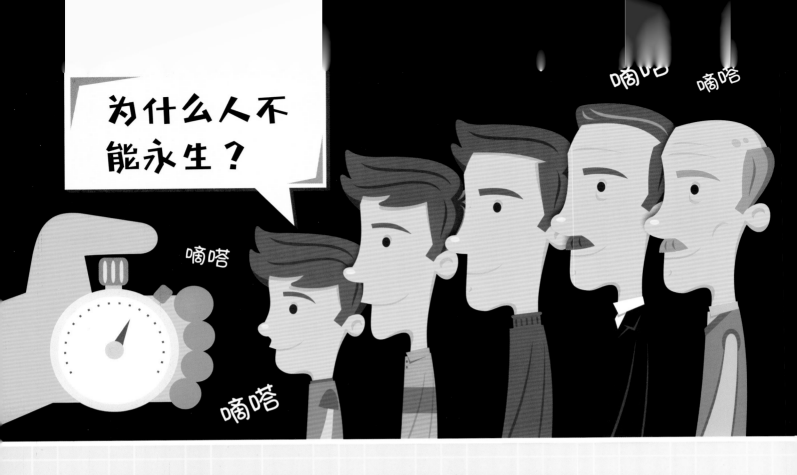

为什么人不能永生？

嘀嗒　嘀嗒　嘀嗒　嘀嗒

如果人能永生，那么总有一天人类会多到世界装不下我们。人从出生、成长、发展，到了一定年纪，会开始衰老和死亡。这是为什么呢？这又是怎么发生的呢？

有丝分裂

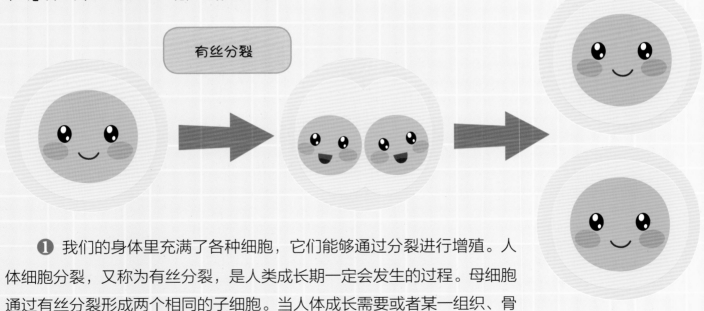

❶ 我们的身体里充满了各种细胞，它们能够通过分裂进行增殖。人体细胞分裂，又称为有丝分裂，是人类成长期一定会发生的过程。母细胞通过有丝分裂形成两个相同的子细胞。当人体成长需要或者某一组织、骨头或器官受伤需要修复时，人体细胞就会进行有丝分裂。

皮肤衰老的过程

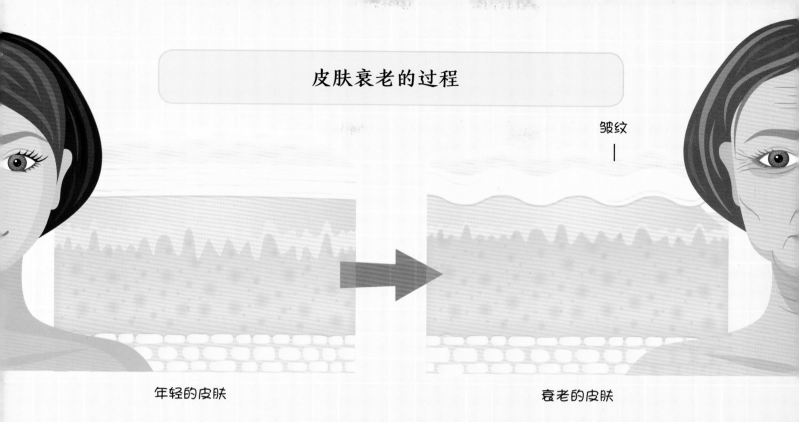

皱纹

年轻的皮肤

衰老的皮肤

❷ 当我们的身体不再生长时，细胞分裂就会变慢，此时我们的身体开始慢慢衰老，比方说会长出皱纹。

❸ 到一定的年纪以后，细胞无法快速增殖来替代死去的细胞。这意味着，新细胞产生的速度就会比原有细胞死亡的速度来得慢。因此，百岁老人是很少见的。

在你看到这行字的时候，你已经失去了50万个细胞。中世纪的人们平均寿命为40岁，因为那时候人们生病没有药物也没有疫苗。有确凿文件证明，有史以来最长寿的人，活了122岁，是一位叫做詹妮·卡门的法国老奶奶。她于1997年去世，被吉尼斯世界纪录大全授予"世界上最年长者"的称号。海龟是世界上最长寿的生物，可以活250年。

野蛮的细胞

当细胞到达它生命周期最后的阶段，也就是说当它已经无法增殖时，细胞就会开始吞噬自己。虽然这样细胞自身会死去，但是细胞中的其他物质分子能成为其他细胞的养分。

骨头是由什么组成的？

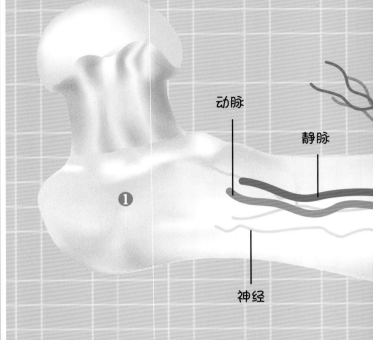

动脉

静脉

① 神经

① 骨头的表面是白色的、坚硬光滑的。

② 当我们深入骨头中去，我们首先会看到骨膜，骨膜中布满了血管和神经。

③ 骨膜内部是松质骨，松质骨比较柔软，它的功能是保护骨头内部的骨髓。

④ 骨髓呈现胶状。在骨髓中，会不断形成新的细胞来修复骨质，来维持骨头的状态。

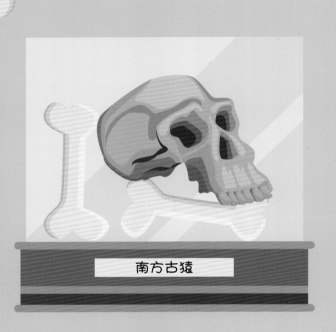

南方古猿

你如果曾经去过考古博物馆的话，一定见过我们祖先的骨头。你一定觉得这些骨头看上去又硬又干又丑，其实你的骨头并不是这样的（当然可能你的骨头在几千年以后也会是这样的）。你的骨头是鲜活的！

奇妙知识小贴士

我们的骨头非常坚硬，硬度是钢铁的6倍。虽然长颈鹿的脖子长两米，但它脖子上的骨头和人类脖子上的骨头总数是一模一样的。牙齿并不是骨头。

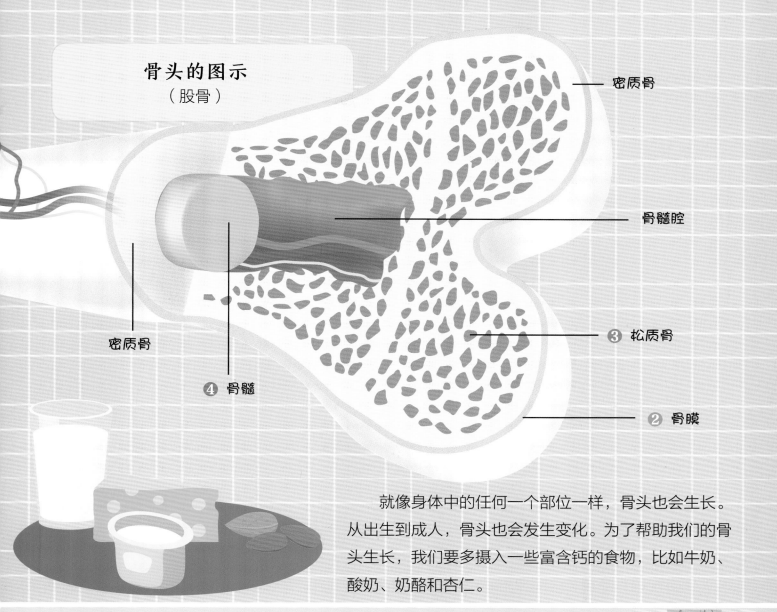

骨头的图示
（股骨）

密质骨

骨髓腔

❸ 松质骨

密质骨

❹ 骨髓

❷ 骨膜

就像身体中的任何一个部位一样，骨头也会生长。从出生到成人，骨头也会发生变化。为了帮助我们的骨头生长，我们要多摄入一些富含钙的食物，比如牛奶、酸奶、奶酪和杏仁。

骨折了会怎么样？

当骨头折断的时候，首先骨折附近会出血，血液凝固会造成发炎和血肿。之后，血肿开始被纤维组织和软骨组织取代。纤维组织和软骨组织慢慢硬化形成了新的骨头。一段时间后，新生的骨头会不断适应最终变得和原先的骨头一样。在骨折痊愈的过程中，受伤处要打上石膏固定，不可移动。

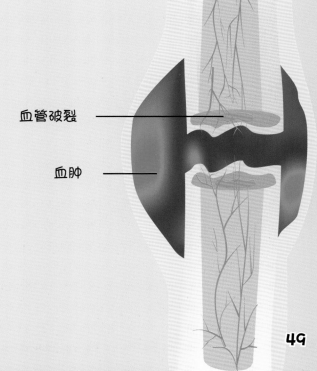

血管破裂

血肿

我为什么是我？

你是独一无二的，这世界上再没有另一个你。你之所以是你，是因为你有自己独一无二的脱氧核糖核酸。脱氧核糖核酸是个非常复杂的名字，我们可以简单称之为DNA。

❶ 你身体里的每一个细胞里，都有相同的一种物质，那就是DNA。DNA里包含了你所继承的遗传信息，你的很多特点都源自遗传：蓝眼睛来自你妈妈，雀斑来自你的曾祖父。

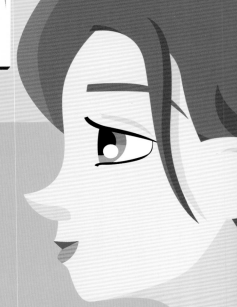

染色体

❷ 这些位于DNA片段上的遗传信息被称为基因。基因被排列在一种被称为染色体的结构上。

❸ DNA的数量相当多，因此它们以一种特殊的形状——双螺旋结构排列。

❶ 细胞

DNA 的作用是什么?

医学上，通过用好的DNA替代坏的DNA，能够帮助我们治疗遗传疾病。另外，DNA还能帮我们找到血液、唾液的主人。所以说，警察可以使用DNA技术办案来确定罪犯。当然，首先也要确定这位犯罪嫌疑人是否有孪生兄弟，因为孪生兄弟的DNA是一模一样的。

奇妙知识小贴士

人体里有大约两万个基因。基因的集合被我们称为染色体。你的体内有23对染色体（共46条），其中一半来自你的母亲，一半来自你的父亲。世界上没有两个人的DNA是一模一样的（同卵双胞胎除外）。

❷ 基因 ——

❸ 双螺旋结构的DNA

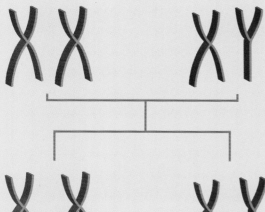

母亲　　　　父亲

女儿　　　　儿子

男孩还是女孩?

如果新生儿继承了母亲的一条X染色体，和父亲的一条Y染色体，那新生儿就是男孩；如果新生儿继承了母亲的一条X染色体，和父亲的一条X染色体，那新生儿就是女孩。

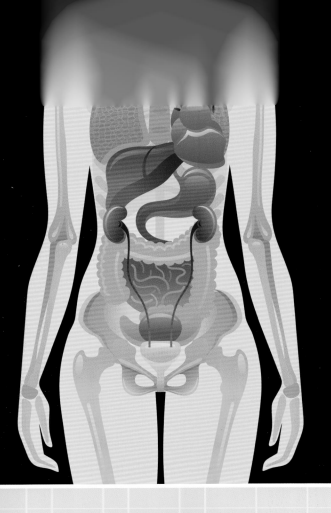

我是什么做的？

房子是砖头做的，这本书是纸做的，而你则是非常特别的东西"做"的：是细胞做的。你体内的细胞是非常组织有序的，细胞的整齐排列，最终构成了你身体的每个部分。

❶ 生命的最小单位是细胞。每个细胞都包括：细胞膜、细胞质和细胞核。细胞膜包裹并保护着细胞；细胞质，位于细胞膜内部，是液态或者胶状的；细胞核处于细胞质内。细胞核中含有DNA。

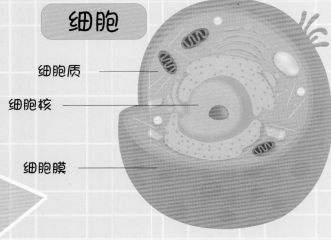

细胞

细胞质

细胞核

细胞膜

组织

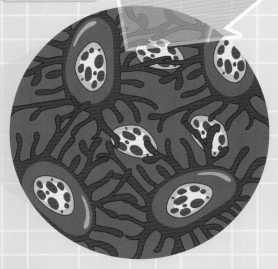

❷ 同类细胞聚集形成组织（比如肌肉组织、骨组织等）。

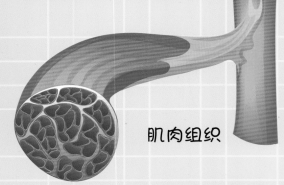

肌肉组织

❸ 几种较大组织集合在一起，构成器官，比如心脏、肺等等。

器官

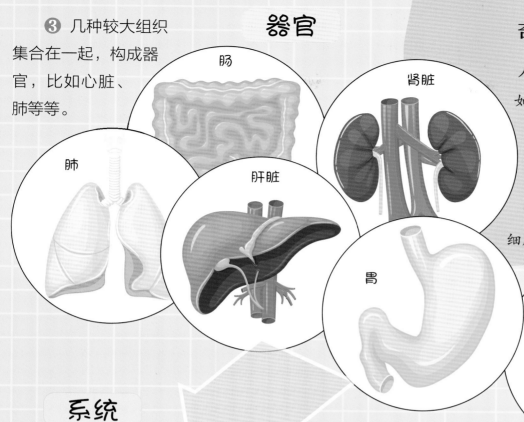

肠

肾脏

肺

肝脏

胃

奇妙知识小贴士

人体共有50万亿个细胞。如果我们能把这些细胞排列起来，大概有15000千米长，几乎是阿根廷到印度的距离。红血球是唯一一种没有细胞核的细胞。

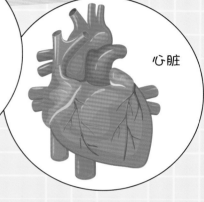

心脏

系统

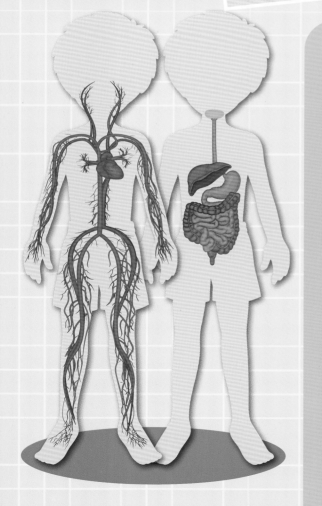

❹ 器官构成了系统，比如循环系统或消化系统。这些系统，最终形成了完整的人体。

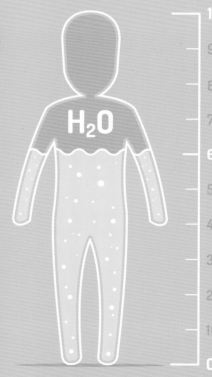

H₂O

100%
90%
80%
70%
60%
50%
40%
30%
20%
10%
0%

人体大部分是液体！

虽然你可能不相信，但是水占到了我们人体的70%。

如果没有骨骼，人会是什么样的？

不管今天是不是万圣节，你身体里都存在着一副骨骼。骨骼支撑着你的身体。人的骨骼不多不少正好由206块骨头组成。如果你身上没有骨骼，那么你就会像一块布一样，无法站立。

❶ 让我们先认识脊柱，脊柱是一条由骨头组成的长条，脊柱上端连脖子，下端达骨盆。脊柱里包含一种特殊的骨头，这些特殊的骨头呈环状，被称为椎骨。正因为我们有了脊柱，我们才能转身、弯腰和站立。

脊柱

椎骨

头骨

肋骨

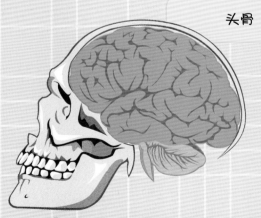

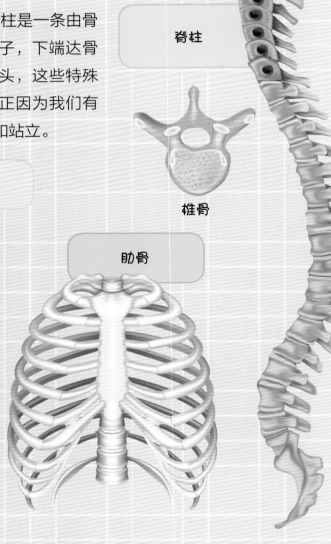

❷ 下面，让我们来认识一些保护人体的骨头，头骨能保护大脑，肋骨就好像一个箱子，保护着肺部、心脏等器官。

❸ 手臂、手掌、腿和脚上的骨头帮助我们准确地完成动作：打字，踢足球，跳舞等。

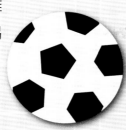

❹ 我们不能忘记关节，关节是两块骨头之间的连接。关节帮助我们完成弯曲腿（膝盖）和手臂（手肘）之类的动作。

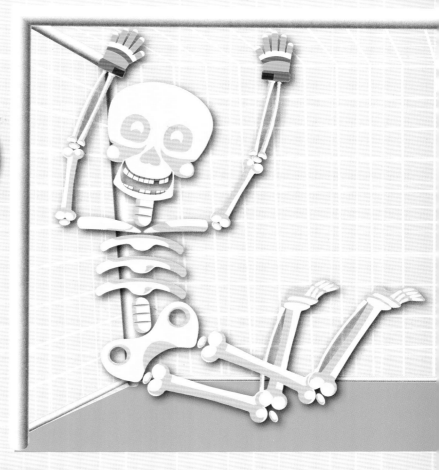

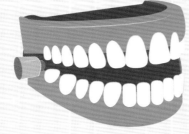

关节

头部的骨头中，我们能控制的只有一根，那就是颌骨。颌骨帮助我们张嘴和闭嘴，帮助我们咀嚼。头部的其他骨头都是固定不动的。

最长的骨头是哪个？最短的呢？

人体中最长的骨头是腿部肌肉组织里的股骨。最小的是耳朵里的镫骨，因为镫骨的形状像极了骑士骑马使用的镫子，因此得名。

股骨
约50厘米长

镫骨
约3毫米长

奇妙知识小贴士

人在婴儿时期身上的骨头是最多的。出生时，我们身上有305块骨头，但是在成长过程中，有些骨头会融合在一起。我们的手，共有27块骨头；而我们的脚，有26块骨头。因此四肢共有106块骨头，超过我们人体所有骨头的一半了！正常情况下，人体的肋骨共有24根，也有人有25根肋骨，这种情况下多出来的肋骨被称为颈肋。

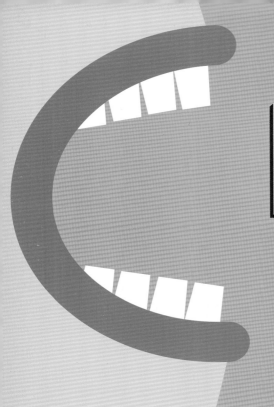

为什么人能说话而猴子不行？

人类和灵长类动物发声部位的结构是非常相似的。那么，为什么只有人类会说话呢？让我们先学习人是如何发声的。

❶ 为了发声，首先气流从肺部，通过呼吸通道（也就是气管）进入喉咙。

❷ 气流进入咽喉会导致咽喉内声带发生振动，形成声音。

❸ 我们的软腭、舌头和嘴唇控制肌肉，把这些声音组成我们想说出的话。

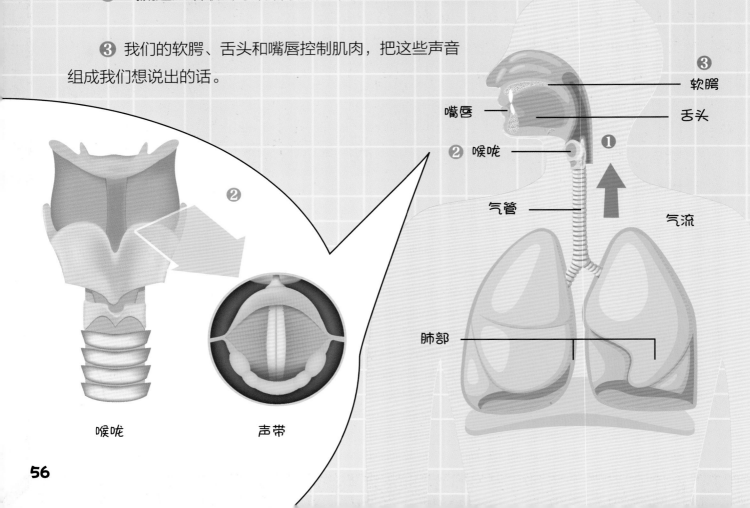

喉咙

声带

软腭

舌头

嘴唇

❷ 喉咙

气管

气流

肺部